DÉPARTEMENT DE L'HÉRAULT.

RAPPORT GÉNÉRAL

SUR LES

TRAVAUX

DES

CONSEILS D'HYGIÈNE PUBLIQUE

ET

DE SALUBRITÉ

PRÉSENTÉ A

M. LE PRÉFET DE L'HÉRAULT.

PAR

E. BERTIN-SANS,

PROFESSEUR A LA FACULTÉ DE MÉDECINE, VICE-PRÉSIDENT DU CONSEIL CENTRAL D'HYGIÈNE PUBLIQUE ET DE SALUBRITÉ DE L'HÉRAULT.

1886.

MONTPELLIER,
RICARD FRÈRES, IMPRIMEURS DE LA PRÉFECTURE,
Place Petit-Scel, 5.

1888.

RAPPORT GÉNÉRAL

SUR LES TRAVAUX

DES CONSEILS D'HYGIÈNE PUBLIQUE

ET

DE SALUBRITÉ

DU

DÉPARTEMENT DE L'HÉRAULT.

DÉPARTEMENT DE L'HÉRAULT.

RAPPORT GÉNÉRAL

SUR LES

TRAVAUX

DES

CONSEILS D'HYGIÈNE PUBLIQUE

ET

DE SALUBRITÉ

PRÉSENTÉ A

M. LE PRÉFET DE L'HÉRAULT.

PAR

E. BERTIN-SANS,

PROFESSEUR A LA FACULTÉ DE MÉDECINE, VICE-PRÉSIDENT DU CONSEIL CENTRAL D'HYGIÈNE PUBLIQUE ET DE SALUBRITÉ DE L'HÉRAULT.

1886.

MONTPELLIER,
RICARD FRÈRES, IMPRIMEURS DE LA PRÉFECTURE,
Place Petit-Scel, 5.

1886.

DÉPARTEMENT DE L'HÉRAULT.

CONSEIL CENTRAL D'HYGIÈNE PUBLIQUE ET DE SALUBRITÉ DE L'HÉRAULT.

MM. Le Préfet, *Président.*

Bertin-Sans, Professeur à la Faculté de médecine, *Vice-Président.*

Hamelin, Professeur-Agrégé à la Faculté de médecine, *Secrétaire.*

Sallèles, Chef de Bureau à la Préfecture, *Secrétaire-Adjoint.*

Benoît, Professeur à la Faculté de médecine.

Moitessier, *idem.*

Castan, Doyen de la Faculté de médecine.

Diacon, Directeur de l'École supérieure de pharmacie.

Léenhardt, Président de la Chambre de Commerce de Montpellier.

Glaize, Professeur à la Faculté de droit.

Marès, Secrétaire-perpétuel de la Société d'Agriculture.

Pourquier, Médecin-Vétérinaire.

Laissac, Maire de Montpellier.

Déandreis, Député de l'Hérault.

Vigouroux, Docteur en médecine.

Parlier, Ingénieur en Chef.

Bésiné, Architecte départemental.

Blanc, Agent-Voyer en Chef.

Bouvier, Colonel-Directeur du Génie.

Commission cantonale d'hygiène.

Canton de Cette.

MM. Le Maire, *Président.*
Touchard, Directeur de la Santé.
Cathala, Docteur en médecine.
Theulon, *idem.*
Dumas, *idem.*
Peyrussan, *idem.*
Tichy, *idem.*
Simonot, Pharmacien.
Noell, *idem.*
Fenouilhat, *idem.*
Batard, Ingénieur des Ponts et Chaussées.
Baudrand, Médecin-Vétérinaire.
Blavet, *idem.*

Des Commissions cantonales d'hygiène ont été organisées dans les cantons de :

Mauguio......... le 21 Septembre 1849.
Ganges.......... le 24 Février 1849.
Aniane.......... le 17 Juillet 1849.
Lunel........... le 23 Septembre 1865.

Elles n'ont pas fonctionné ou ne fonctionnent plus.

CONSEIL D'HYGIÈNE
DE L'ARRONDISSEMENT DE BÉZIERS.

MM. LE SOUS-PRÉFET, *Président.*
THOMAS, Docteur en médecine.
ROQUES, Brasseur.
BONNET-GARRAS, Phamacien.
SICARD, Docteur en médecine.
CAVALIER, Docteur en médecine.
COULOUMA, Pharmacien.
MONGEAUD, Architecte.
MAURY, Procureur de la République.
PAGET, Pharmacien.
BALDY, Ingénieur des Ponts et Chaussées.
CROZALS, Négociant.
BOURRIÉ, Agent-Voyer d'arrondissement.
GILIS, Médecin-Vétérinaire.
LEVÈRE, Docteur en médecine.

Commissions cantonales d'hygiène de l'arrondissement de Béziers.

Canton d'Agde.

MM. LE MAIRE d'Agde.
SALVA (Louis), Docteur en médecine.
PHILIP, Pharmacien.
SALVA (François) fils, Pharmacien.
DRUILHE, Juge de paix.
BÉNÉZECH, Conducteur des Ponts et Chaussées.
DE JORDAN, Économe de l'hospice.
ROGER, Docteur en médecine.
CASTAN-VIGNÉ, Vétérinaire.
FOULQUIER (Jules), Docteur en médecine.

Canton de Bédarieux.

MM. Privat (Léon), Docteur en médecine.
Martin, Pharmacien.
Sabatier, Docteur en médecine.
Pastre, Docteur en médecine.
Massé (Gustave), Propriétaire.
Gros, Docteur en médecine.
Ménard (Joseph), Docteur en médecine,
Rascle, Directeur des Mines de Graissessac.
Cavailli, Adjoint au Maire de Bédarieux.

Canton de Capestang.

MM. Calas, Docteur en médecine, Maire de Capestang.
Guilhaumon (Maurice), Propriétaire.
Raux (Marcelin), Propriétaire.
Villebrun, Docteur en médecine,
Droye (Henri), Propriétaire.
Marc, Notaire à Nissan.
Planès, Pharmacien,
Bernard (Louis), Propriétaire à Nissan.
Dieulafé, Vétérinaire.

Canton de Florensac.

MM. Dental (Pierre), Maire de Florensac.
Moulin (Léopold), Docteur en médecine.
Mary, Docteur en médecine.
Itié-Mallet, Négociant.
Lagriffoul (Léon), Négociant à Pinet.
Ollier (Urbain), Négociant à Castelnau-de-Guers.
Rouveirolis (Jean-Pierre), Propriétaire.
Lagriffoul, Négociant à Pomérols.
Pujol (Paul), Juge de paix à Pomérols.

Canton de St-Gervais.

MM. Chabaud, Maire de St-Gervais.
Vidal (François), Docteur en médecine.
Aujoulet (Denis), Propriétaire au Poujol.
Sainet, Officier de santé au Poujol.
Mas, Maître-d'hôtel à Lamalou-les-Bains.
Miquel (Firmin), Notaire.
Delmas, Filateur.
Roque, Maire de St-Geniès-de-Varensal.
Lau, Maire du Poujol.

Canton de Montagnac.

MM. Arnaud (Emmanuel), Maire de Montagnac.
Mourgues (Emmanuel), Négociant.
Sénaud (Théophile), Vétérinaire.
Gelly (Maurice), Négociant.
Aubrespy, Pharmacien.
Zacharrewich (Gaëtan), Docteur en médecine.
Nichet (Louis), Notaire.
Laroze (Guillaume), Négociant.
Boudet, Docteur en médecine.

Canton de Murviel-lez-Béziers.

MM. Guy, Maire de Murviel.
Arbal, Maire de Causses-et-Veyran.
Mallon, Vétérinaire.
Guiches, Docteur en médecine.
Laux, Docteur en médecine.
Aïn (Dauphin) fils, Propriétaire.
Durand, Propriétaire.
Linas (Pierre), Maire de Thézan.
Blanc (Lucien), Maire de St-Geniès-le-Bas.

Canton de Pézenas.

MM. Argon, ex-Conseiller Général.
Cassan, Docteur en médecine.
Combescure (Clément), Docteur en médecine.
Martin, Docteur en médecine.
Sabatier, Docteur en médecine.
Froment, Pharmacien.
Rouquier, Pharmacien.
Merle, Vétérinaire.
Genevière, Architecte.

Canton de Roujan.

MM. Senaux, Docteur en médecine.
Daïsse, Docteur en médecine à Gabian.
André, Maire de Roujan.
Greilhet, Maire de Pouzolles.
Portal, Propriétaire, à Pouzolles.
Pagès, Propriétaire, à Magalas.
Garenq, Maire de Neffiès.
Terrisse (Bernard), Propriétaire.
Birouste, Maire de Gabian.

Canton de Servian.

MM. Maffre, Conseiller d'arrondissement.
Marmoyer (Joseph), Médecin.
Dujol (Gaston), Pharmacien.
Maury (Gabriel), Vétérinaire.
Rolland (Jean), Maire de Montblanc.
Delhon (Jules), Maire de Puissalicon.
Castel (Désiré), Juge de paix.
Delhon (Gustave), Docteur en médecine à Puissalicon.
Garenq, Maire de Valros.

CONSEIL D'HYGIÈNE
DE L'ARRONDISSEMENT DE LODÈVE.

MM. LE SOUS-PRÉFET, *Président.*
REFRÉGÉ, Docteur en médecine.
HUGOUNENQ (Pascal), Chimiste, Pharmacien.
JOURDAN (Auguste), Manufacturier.
SÉGONDY (Félix), Ingénieur civil.
ROUQUETTE (Auguste), Médecin.
CROUZET (Auguste), Médecin.
PHALIPPOU, Médecin.
POULENC, Avocat.
RÉMEZY, Vétérinaire à Gignac.
ORSAUD, Vétérinaire à St-André-de-Sangonis.

Commissions cantonales d'hygiène de l'arrondissement de Lodève.

Canton de Clermont.

MM. RONZIER JOLY, Docteur en médecine.
MAISTRE (Jules), Manufacturier à Villeneuvette.

Canton de Gignac.

M. MALABOUCHE, Docteur en médecine.

Canton du Caylar

M. ROQUEFEUIL (Frédéric), Docteur en médecine.

CONSEIL D'HYGIÈNE
DE L'ARRONDISSEMENT DE St-PONS.

MM. Le Sous-Préfet, *Président*.
Benoit, Docteur en médecine.
Barthès, Pharmacien.
Trassy, Vétérinaire.
Bourdel, Pharmacien.
Granel, Docteur en médecine.
Fabre, Docteur en médecine.
Marqués, Pharmacien.
Salles, Agent-Voyer d'arrondissement.
Azaïs (Charles), Rentier.

DÉPARTEMENT DE L'HÉRAULT.

RAPPORT GÉNÉRAL

SUR LES TRAVAUX

DES CONSEILS D'HYGIÈNE PUBLIQUE

ET

DE SALUBRITÉ.

MONSIEUR LE PRÉFET,

Conformément à l'obligation que j'en ai contractée en vous présentant le Rapport général sur les travaux des Conseils d'hygiène de votre département pour les années 1883-85, j'ai l'honneur de vous présenter aujourd'hui, sans autre lacune ni retard, le Rapport relatif aux travaux des mêmes Conseils pendant l'année 1886. Lorsque je vous adressai, il y a quelques jours à peine, le premier de ces Rapports, destiné à combler un vide depuis trop longtemps ouvert, je dus m'abstenir de toute appréciation sur l'exercice de nos attributions sanitaires et m'en tenir à l'exposé pur et simple de nos délibérations, aussi bien pour ne pas augmenter encore un délai si regrettable qu'en prévision de l'occasion plus naturelle et plus propice que devait m'offrir à cet égard le prochain dépôt de ce second Rapport.

En vous le présentant, Monsieur le Préfet, je prends donc la liberté de vous soumettre quelques observations relatives aux opérations de nos divers Conseils.

— Pour ne considérer que la période correspondant aux comptes-rendus que j'ai dressés moi-même, à savoir, aux quatre années comprises de 1883 à 1886, voici tout d'abord en quoi ont consisté et comment se sont réparties les opérations de ces Conseils :

Années.	St-Pons.		Lodève.		Béziers.		Montpellier.	
	Affaires.	Séances.	Affaires.	Séances.	Affaires.	Séances.	Affaires.	Séances.
1883	6	5	1	1	6	4	49	6
1884	2	2	2	2	4	2	35	11
1885	4	4	3	1	15	3	»	3
1886	3	1	3	2	14	2	25	3

Comme il me paraît sage, Monsieur le Préfet, d'envisager ce qu'on aurait pu faire avant de se féliciter de ce qu'on a fait, permettez-moi de vous signaler tout d'abord que le nombre des séances dans les Conseils d'arrondissement, s'est trouvé plusieurs fois inférieur à celui que la loi détermine et qu'il n'a nulle part atteint, pas même au Conseil central de Montpellier, celui que son représentant recommande sans en faire une obligation absolue. L'article 6 du Décret du 18 Décembre 1848 dit, en effet, expressément : « Les Conseils d'hygiène se réunissent *au moins* une fois tous les trois mois et chaque fois qu'ils seront convoqués par l'Autorité » et la circulaire ministérielle du 3 Mai 1851, accompagnant l'envoi d'instructions sur les attributions et les travaux de ces Conseils, invite avec insistance « à adopter pour les Conseils le système des séances fixes qui pourraient, *sans être trop multipliées,* se renouveler *tous les quinze jours*, ou au moins *tous les mois.* » En comparant ainsi l'activité réelle de nos Conseils à ce qu'elle devrait être, je n'ai point la pensée, Monsieur le Préfet, d'en imputer injustement l'insuffisance aux Administrateurs qui ont seuls le droit de convoquer ces Assemblées. Ce ne sont pas eux qu'il faut incriminer sans doute si les demandes en autorisation d'industries ne sont pas plus nombreuses, puisqu'aucune d'elles ne s'établit autour de nous, en réalité, sans avoir été astreinte à cette formalité salutaire, et il faut se réjouir, au lieu de s'en plaindre, si les visites des grandes épidémies ne viennent pas plus souvent faire appel à leur sollicitude. Que les réunions de nos Conseils ne soient pas plus fréquentes, cela prouve donc simplement qu'elles ne sont pas plus souvent nécessaires, et il reste à se demander si nous ne sommes pas nous-mêmes responsables à cet égard, en négligeant les moyens que nous avons de provoquer les recours à nos avis hygiéniques.

La question de savoir s'il entre dans les attributions des Conseils d'hygiène départementaux de signaler à l'Administration les entreprises qui leur paraîtraient intéresser l'hygiène et la salubrité publiques a été si souvent posée par divers de ces Conseils, et le droit dont il s'agit est d'ailleurs par eux si exceptionnellement exercé, qu'il est naturel de le supposer ignoré de la plupart de leurs Membres. C'est, du reste, ce qui ressort manifestement des observations faites par le Comité consultatif d'hygiène publique de France, puisque l'un de ses Rapporteurs constatait, en 1881, que chaque année ramène à cet égard au sein des Conseils d'hygiène les mêmes indécisions. Il est donc utile de faire connaître à nos Collègues du département de l'Hérault, que ce droit d'initiative est entier; que non seulement il a été presque toujours et partout, comme ici en particulier, gracieusement reconnu par les Administrations locales, mais qu'interrogé à cet égard, M. le Ministre de l'Agriculture et du Commerce, par une circulaire du 2 Juillet 1873, l'a nettement et formellement consacré : « Sur toutes les questions d'hygiène, est-il dit en effet dans le document que je signale, le droit d'initiative des Conseils est complet; l'Administration sera toujours empressée à profiter des renseignements et des études que ces Conseils lui soumettront. »

Du moment que les Membres de nos Conseils peuvent prendre l'initiative de toutes les propositions ayant pour but le progrès hygiénique de leur région, n'est-il pas manifeste qu'un champ considérable s'ouvre sur ce point à leur activité sanitaire? Quel est celui de nos arrondissements où, comme le demande M. Vallin dans le Rapport que je citais tout-à-l'heure, la salubrité des habitations ne laisse plus rien à désirer; où le service public des eaux de boisson et de lavage assure sans défaillance possible aux premières la pureté, aux secondes l'abondance nécessaires; où le tout à l'égout débarrasse les villes sans délai comme sans perte de leurs eaux pluviales, de leurs eaux ménagères et de leurs vidanges; où les bas-fonds, les marais, les étangs, sont toujours maintenus pleins ou vides pour empêcher le dégagement ou prévenir la formation des effluves paludéens; où les cours d'eau ne sont nulle part souillés par l'industrie; où les cimetières décomposent les dépouilles des morts sans infecter les sources ni l'atmosphère qui alimentent les vivants; où les abattoirs ne sont pas des foyers de maladies en même temps que des centres de subsistances; où les aliments vendus sur les marchés publics ne sont jamais altérés ou malsains? Quel est l'arrondissement où les logements collectifs, casernes, hôpitaux, prisons, sont convenablement garantis contre les microbes pathogènes, et sérieusement désinfectés lorsqu'ils se sont laissés envahir; où les vaccinations et les revaccinations mettent, comme l'exigerait la prudence la plus élémentaire, tous les habitants à l'abri des dangers de mourir par la variole ou d'en faire mourir les autres; où les écoles sont régulièrement inspectées; où le service de protection de l'enfance applique dans leur salutaire rigueur toutes les exigences de l'excellente loi Roussel; où les mesures convenables sont constamment prises, ou constamment prêtes à être prises, contre les épidémies, contre les épizooties, contre les accidents publics, etc., etc.?

Sur tous ces points et bien d'autres encore, les Membres des Conseils d'hygiène ont le droit d'attirer l'attention et les efforts de l'Administration, et je ne doute pas que la vôtre, Monsieur le Préfet, ne s'empressât à multiplier nos séances si elle les voyait employées à ces aspirations bienfaisantes.

Ainsi, ce n'est pas la loi qui réduit le fonctionnement de nos Conseils en restreignant leur intervention ; ce ne sont pas non plus les aliments qui manquent à leur zèle pour accroître leur activité, et on n'aurait pas lieu davantage, il me reste à le dire, Monsieur le Préfet, d'accuser le dévouement ni les aptitudes des hommes qui composent ces Conseils dans votre département, de faire défaut à leurs attributions, car chaque fois que les circonstances vous ont conduit à faire appel à ces dévouements ou à ces aptitudes, ainsi qu'on l'a vu, par exemple, pendant les menaces d'invasion cholérique en 1884, ou lorsque, en 1883, la ville de Béziers fut à deux reprises menacée par une épidémie de variole, mes honorables Collègues se sont trouvés, dans les chefs-lieux d'arrondissement comme dans celui du département, à la hauteur des circonstances, et les meilleurs effets sont résultés de leur collaboration avec le zèle de nos Administrateurs, pour la sauvegarde de la santé publique.

Il paraît donc permis d'espérer que la connaissance de leur droit d'initiative, droit qui en matière de santé publique constitue un devoir des plus impérieux, sera pour eux l'occasion d'un accroissement désirable de leur activité, et je ne doute pas non plus, Monsieur le Préfet, que votre administration ne s'empresse à profiter de ces circonstances pour retirer de nos institutions sanitaires, si avantageuses quoique bien perfectibles, toute l'utilité qu'elles renferment en puissance.

— Si les séances de nos Conseils sont en général un peu trop espacées et s'il est à désirer d'en voir les Membres, sortant du cercle trop limité des insalubrités industrielles, aborder plus fréquemment les autres intérêts de l'hygiène locale, il faut reconnaître encore, Monsieur le Préfet, que les Rapports et les Procès-verbaux de nos Conseils d'arrondissements laissent d'autre part le plus souvent, par leur extrême concision, quelque chose à regretter à ceux qui les étudient. Les hommes de bien dont vous avez su composer ces Conseils me pardonneront certainement l'expression d'un pareil regret, qui a dans mes intentions pour unique but de rendre leurs efforts plus fructueux, et qui ne porte dans mon esprit aucune atteinte à leur mérite ou à leur bonne volonté. J'ai la conviction, en effet, que les avis exprimés par eux ont été constamment rendus après une étude plus approfondie et à la suite de discussions plus attentives que ne tendraient à le faire penser les brèves conclusions qui nous les font connaître; ces dernières constituent, j'en suis assuré, dans leur sécheresse et leur isolement, la résultante d'un travail au contraire considérable, comme l'écho d'une longue phrase dont on n'entend que le dernier mot. Mais même alors je maintiens le regret de ne pouvoir reconstruire dans sa totalité une phrase qu'il y aurait intérêt à entendre toute entière, de ne pouvoir rendre la vie à ces travaux utiles pour en conserver le souvenir instructif. Ces documents à tout jamais perdus sont regrettables à bien des titres : ils serviraient aux Conseils dont ils émanent à relier, tout en tenant compte des progrès de l'hygiène, leurs décisions à venir avec leur jurisprudence passée ; le Conseil central, où ces décisions reviennent souvent en dernier ressort, y trouverait des éléments utiles pour appuyer le jugement nouveau qu'il est alors appelé à porter sur les mêmes sujets ; enfin, votre Rapporteur général, Monsieur le Préfet, et avec bien plus de compétence et de profit encore, le Comité consultatif d'hygiène publique de France auraient par eux le moyen, en raison de l'expérience qu'ils représentent, de travailler plus efficacement au perfectionnement incessant de notre intervention sanitaire. Il suffirait, pour recueillir tous ces avantages, qu'à l'occasion de chaque affaire le procès-verbal reproduisit en entier les considérations orales ou de préférence écrites, présentées par le Rapporteur, et en résumé, s'il y avait lieu, la discussion dont ces rapports auraient été l'objet avant la décision définitive des Conseils. J'ai déjà obtenu directement quelques améliorations de ce genre de notre Conseil central ; sans aucun doute, Monsieur le Préfet, le dévouement des Membres des Conseils d'arrondissement et de leur Secrétaire serait à la hauteur d'un semblable sacrifice, si vous vouliez bien leur en signaler les avantages.

— Une autre amélioration sur laquelle je désire encore attirer votre attention, Monsieur le Préfet, est celle qui concerne la création, et après leur création l'entretien, de bibliothèques composées et disposées de façon à faciliter les travaux des Conseils. Cette modeste réforme, pour laquelle suffiraient quelques allocations insignifiantes du Conseil Général et un peu d'initiative de la part des Vice-Présidents des Conseils d'hygiène, est de nature à donner les meilleurs résultats. En vue de décisions comme celles dont nous avons à prendre la responsabilité, portant sur un domaine à la fois très étendu et très mobile, les connaissances antérieures ne sauraient jamais être suffisantes, et il est indispensable d'avoir toujours à sa portée quelques ouvrages techniques pour assurer les théories, le plus grand nombre possible de recueils d'application pour servir de guide dans les difficultés imprévues de la pratique.

Grâce à l'excellent concours de votre Secrétaire-Général M. Cassagneau, aux bonnes dispositions de M. Sallèles, Chef de bureau à la Préfecture et Secrétaire-adjoint de notre Conseil, grâce enfin à l'empressement de M. le Professeur Léon Dumas, fils de notre regretté Vice-Président, satisfaction a pu être déjà donnée aux besoins de cet ordre en ce qui concerne notre Conseil central. J'ai pu facilement, en effet, réunir et classer dans un corps de bibliothèque affecté à notre usage et placé dans la salle même de nos séances, la riche collection de Rapports sur les travaux des Conseils d'hygiène, de Recueils du Comité consultatif d'hygiène publique de France et d'autres ouvrages d'hygiène, à laquelle mon prédécesseur avait jusqu'à maintenant accordé chez lui l'hospitalité. J'aurai bientôt fait, étant donné le gracieux accueil que chacune de mes demandes à ce sujet rencontre auprès de vous ou de vos collaborateurs et à la réciprocité d'aspirations que je suis assuré de trouver chez mes collègues des autres départements, de compléter les quelques lacunes de ce précieux instrument de travail. Enfin, le service de la bibliothèque en question a été assuré dans des conditions de nature à rendre facile les recherches et les études des Membres du Conseil. Rien n'est donc pour le moment à désirer de plus sur ce point, si l'on concentre ses ambitions de progrès au chef-lieu du département.

J'estime, Monsieur le Préfet, qu'il ne faut pas s'en tenir là, moins encore pour la petite amélioration dont il s'agit que pour toute autre. Une collection d'ouvrages relatifs aux bases et aux applications de l'hygiène administrative et leur réunion dans un local où ils seraient facilement à la disposition des Membres des Conseils d'hygiène me paraissent plus utiles encore et par conséquent plus nécessaires aux Conseils d'arrondissement, plus éloignés des grandes bibliothèques publiques qu'à mes collègues du Conseil central. J'insiste donc auprès de vous, Monsieur le Prefet, et par votre intermédiaire auprès des Présidents et Vice-Présidents des Conseils d'hygiène de notre département, pour que, chacun dans la sphère de leurs attributions, ils veuillent bien contribuer à l'établissement de ces bibliothèques, à leur entretien, et à l'organisation de leur service régulier. Le nombre très restreint d'ouvrages spéciaux qu'il conviendrait tout d'abord d'acquérir, représente une dépense minime ; la collection des travaux des autres Conseils, car il va de soi que les nôtres formeraient le noyau d'une semblable collection, pourrait se réduire à ceux du Comité consultatif d'hygiène de France, que vous obtiendriez certainement de M. le Ministre du Commerce, et aux Rapports généraux de quelques départements travaillant le mieux, tels que ceux du Nord, de la Gironde, de la Seine-Inférieure, de la Loire-Inférieure, de Meurthe-et-Moselle, Rapports que vous obtiendrez aussi facilement de MM. les Préfets de ces départements en leur offrant l'échange de nos publications pour leurs propres Conseils d'arrondissement; il ne serait pas même nécessaire pour cela d'augmenter le chiffre de notre tirage. L'établissement et l'entretien de ces bibliothèques ne soulève donc aucune difficulté sérieuse ; quant à l'organisation de leur service, elle serait aussi très facile, s'il se trouvait dans les bureaux des Sous-Préfectures, ce dont je ne doute pas, la même bonne volonté qui existe dans ceux de l'Administration centrale. Rien de plus simple, par conséquent, Monsieur le Préfet, que cette création de bibliothèques spéciales, qui cependant, je le répète, sous sa modeste apparence, est de nature, en élevant partout le niveau des connaissances appropriées, à augmenter considérablement la portée des services rendus dans notre région à la santé publique.

— Par ces quelques mesures, Monsieur le Préfet, vous augmenterez l'activité de notre fonctionnement, l'importance de nos actes et la valeur de nos décisions. Nous n'arriverons pourtant jamais ainsi, malgré l'intérêt que vous voulez bien témoigner à nos travaux, en présidant vous-même nos séances ou en vous y faisant représenter par votre sympathique Secrétaire-Général, malgré les égards que vous voulez bien avoir l'un et l'autre pour nos délibérations, en y conformant le plus possible, en intention et presque toujours en fait, vos Arrêtés administratifs; malgré toute la force, enfin, que devrait donner à nos avis le désintéressement de nos convictions, nous n'arriverons pas à faire que nos consultations hygièniques réalisent par leur application effective tous leurs résultats sanitaires. Vous le savez, Monsieur le Préfet, mieux encore que nous-mêmes, nos recommandations gracieusement acceptées par vous en raison de leur force morale à défaut de leur valeur légale, sont loin de l'être au même titre par ceux dont elles gênent les intérêts particuliers au profit du bien général, Qu'il s'agisse de précautions industrielles ou d'améliorations municipales, les réclamations de l'hygiène rencontrent encore dans ces deux directions des obstacles trop souvent insurmontables : les industries échappent à leurs obligations, soit qu'elles les violent en secret, faute de surveillance légale, soit qu'elles y résistent ouvertement, faute de sanction judiciaire ; et les Municipalités, si généreuses pour organiser hâtivement la défense sous l'imminence des grandes épidémies, reprennent vite leur parcimonieuse sécurité aussitôt que ces fléaux exceptionnels ont disparu. On ne peut désirer, assurément, que l'industrie soit la première victime, comme elle en court plus d'une fois le risque, de l'insouciance qu'elle professe pour la salubrité de son voisinage, ni que les villes reçoivent plus souvent la visite de ces avertisseurs redoutables dont quelqu'un a pu dire cependant, avec quelque apparence de vérité, qu'ils font plus de bien par leurs menaces que de mal par leurs effets ; mais à défaut de ces onéreux réformateurs, nous devons évidemment appeler une sanction qui se montre aussi puissante sans être aussi désastreuse.

Notre organisation d'hygiène administrative, presque parfaite pour assurer l'étude des intérêts sanitaires dans toutes les parties de la République, appelle donc de profondes réformes en ce qui concerne les réalisations dont ces études ont montré l'avantage. Excellente au point de vue délibératif, elle pêche gravement par l'insuffisance de ses moyens d'exécution.

J'aurais entrepris, Monsieur le Préfet, de placer sous votre patronage quelques institutions locales de nature à pallier jusqu'à un certain point les inperfections et les lacunes de notre législation en cette matière d'hygiène publique ; je vous aurais recommandé notamment la création d'Inspecteurs et d'Officiers sanitaires dans les divers cantons, l'établissement d'un laboratoire d'analyses pour le département et de bureaux d'hygiène dans les communes, l'organisation officielle des Instituts de vaccination, l'instruction d'employés spéciaux pour la désinfection des immeubles et la multiplication sur votre territoire des étuves à vapeur comprimée, etc. Mais toute tendance de ce genre s'arrête forcément devant le projet de réorganisation générale, plus uniforme, plus complète, et de toute façon plus efficace dont M. le Député Siegfried et 49 de ses collègues ont pris au Parlement l'heureuse initiative, et nos efforts locaux me paraissent devoir, pour le moment, se borner à favoriser, dans la mesure de nos moyens, le succès de cette loi devant les corps parlementaires. C'est dans cette intention, Monsieur le Préfet, que j'ai soumis dernièrement au Conseil central d'hygiène publique et de salubrité de l'Hérault un vœu conçu dans ce sens et qui a été accepté par mes collègues à l'unanimité des suffrages. Si comme je le mentionnerai maintenant sans insister, mais comme je dois pourtant le dire à l'honneur de ces collègues dévoués au bien public, l'intervention de nos Conseils d'hygiène, tant au chef-lieu du département que dans ses arrondissements a été de quelque utilité pour restreindre l'insalubrité des industries, pour atténuer diverses épidémies et particulièrement pour épargner en 1884 les terribles atteintes du visiteur asiatique à la plupart de nos localités, ou pour les réprimer rapidement sur les quelques points où il avait réussi à pénétrer, que n'est-on pas en droit d'attendre, pour la sauvegarde de nos santés et de nos vies, de l'extension considérable que la législation nouvelle promet à leurs attributions sanitaires.

— En tout cas, nous ne saurions oublier, Monsieur le Préfet, que réduites comme elles le sont aujourd'hui ou amplifiées comme nous espérons qu'elles le seront prochainement, ces attributions ne sont rien sans votre puissante collaboration. Mais nous savons par expérience que ce précieux concours nous est absolument acquis. Permettez-moi donc, en terminant, de vous remercier, vous et votre digne représentant M. le Secrétaire-Général Cassagneau, au nom de mes collègues et en considération des intérêts supérieurs que nous avons à défendre, pour la sollicitude éclairée que vous voulez bien apporter l'un et l'autre à l'accomplissement de notre œuvre sanitaire.

Montpellier, le 10 Mars 1887.

E[le]. BERTIN-SANS.

ANNÉE 1886.

CONSEIL D'HYGIÈNE

DE L'ARRONDISSEMENT DE St-PONS.

Le Conseil d'hygiène de l'arrondissement de St-Pons s'est réuni une seule fois en 1886, le 3 Avril. Il a reçu connaissance de la nouvelle composition du Conseil et s'est occupé d'une question industrielle et de deux projets d'agrandissement de cimetières.

COMPOSITION DU CONSEIL.

Dans la séance du 3 Avril, M. Bouniols, Sous-Préfet de St-Pons, a donné lecture d'un Arrêté préfectoral en date du 13 Février 1886, par lequel sont nommés pour quatre ans Membres du Conseil d'hygiène publique et de salubrité de l'arrondissement de St-Pons : MM. Benoît, docteur en médecine, Barthès, ancien pharmacien, décédé depuis sa nomination ; Trassy, vétérinaire, et Bourdel, pharmacien, ces quatre Membres comme appartenant à la 2me série dudit Conseil, et M. Azaïs (Charles), en remplacement de M. Miquel, appartenant à la 1re série.

AFFAIRES INDUSTRIELLES.

Établissements de première classe.

Atelier d'équarrissage. — *Demande du sieur Robert fils, de Cessenon, à l'effet d'obtenir l'autorisation d'établir un atelier d'équarrissage sur le territoire de la commune de Cessenon, section O, parcelle N° 137 du plan cadastral.*

Le Conseil, vu les diverses pièces du dossier et les dépositions faites dans l'enquête ; considérant que l'atelier d'équarrissage projeté se trouve à une distance de 800 mètres environ des premières maisons de Cessenon, à 350 mètres de la métairie de l'Hortalèche et à 240 mètres du Chemin de Grande communication N° 20 ;

Émet l'avis que ces distances sont suffisantes pour que les habitants n'aient pas à souffrir de l'établissement de cet atelier, tant en ce qui concerne la sécurité de la circulation qu'au point de vue des émanations qui peuvent se produire pendant les opérations ;

Qu'il y a lieu, dans l'intérêt de l'agriculture, d'autoriser le sieur Robert aux fins de sa demande, attendu qu'il n'y a pas d'établissement similaire dans la contrée et que l'emploi des engrais animalisés est très onéreux, surtout pour les petits propriétaires, à cause des frais de transport.

HYGIÈNE MUNICIPALE.

Agrandissement de cimetières. — I. *Projet d'agrandissement du cimetière du hameau de Langlade, dans la commune de Riols.*

Le Conseil ; considérant que le cimetière actuel de Langlade est devenu insuffisant et qu'il convient de procéder au plus tôt à son agrandissement ;

Que ce lieu de sépulture se trouve, tant par son exposition que par son éloignement des habitations, dans les conditions prescrites par la loi ;

Est d'avis qu'il y a lieu d'approuver le dossier concernant le projet d'agrandissement du cimetière en question.

II. *Projet d'agrandissement du cimetière du hameau d'Ardouane, dans la commune de Riols.*

Sous le bénéfice des mêmes considérants, le Conseil d'hygiène de St-Pons émet également un vote favorable à l'autorisation de ce projet.

CONSEIL D'HYGIÈNE

DE L'ARRONDISSEMENT DE LODÈVE.

Le Conseil d'hygiène de Lodève s'est réuni deux fois en 1886, le 11 Mars et le 12 Avril. Il s'est occupé, dans ces deux séances, de la composition nouvelle du Conseil, de deux affaires industrielles et d'une question d'hygiène municipale concernant l'agrandissement d'un cimetière.

COMPOSITION DU CONSEIL.

Dans la séance du 11 Mars, M. le Sous-Préfet Anglade donne connaissance d'un Arrêté préfectoral en date du 22 Janvier de l'année courante, par lequel sont maintenus comme Membres du Conseil : MM. Hugounenq, Réfrégé, Soudan, Deidier et Segondy, et qui nomme au même titre M. Félix Chivaudel, vétérinaire, en remplacement de M. Belliol, démissionnaire. Ces Membres ayant accepté leur mandat, M. le Président les a déclarés installés dans leurs fonctions.

AFFAIRES INDUSTRIELLES.

Établissements de deuxième classe.

Porcheries et Fromageries. — I. *Demande de la Compagnie des Caves et des Producteurs réunis de Roquefort, en autorisation d'établir une porcherie et une fromagerie au Caylar, section A, parcelle N° 334 du plan cadastral.*

Considérant que ce projet n'a soulevé aucune observation ni réclamation; que l'hygiène et la salubrité publiques n'auront pas à souffrir de la création de cet établissement, qui offrira au contraire des avantages incontestables pour les intérêts agricoles de la contrée;

Considérant que les Maires des communes consultées ont émis des avis favorables;

Le Conseil estime qu'il y a lieu d'accorder, sous la réserve des droits des tiers, l'autorisation demandée par le sieur Coupiac, directeur de la Compagnie des Caves et des Producteurs réunis de Roquefort.

II. *Demande du sieur Achille Benoit, en autorisation d'établir une porcherie et une fromagerie dans la commune de Ceilhes-et-Rocozels, sur la parcelle formant le N° 238 de la section B du plan cadastral.*

Le Conseil, après examen de la demande du sieur Benoit et après avoir entendu la lecture des procès-verbaux d'enquête, considérant que cette demande n'a donné lieu à aucune opposition ; que l'établissement projeté ne paraît présenter aucun inconvénient pour l'hygiène publique, et qu'il sera avantageux pour les intérêts agricoles de la contrée ;

Estime qu'il y a lieu d'accorder l'autorisation dont il s'agit, sous la réserve des droits des tiers, et à charge d'observer la plus grande propreté et d'enlever régulièrement les déjections des porcs.

HYGIÈNE MUNICIPALE.

Agrandissement de cimetière. — *Projet d'agrandissement du cimetière communal de Clermont, au moyen de l'acquisition d'un terrain appartenant au sieur Rouquet (Léotard).*

Après un examen des dossiers déposés sur le bureau, le Conseil considère que le projet d'agrandissement du cimetière de Clermont n'a donné lieu pendant l'enquête à aucune opposition ; qu'à raison de son éloignement de toute habitation, ce lieu de sépulture ne présente aucun inconvénient pour la salubrité publique ;

Il émet, en conséquence, l'avis qu'il y a lieu d'approuver le projet présenté par la ville de Clermont pour l'agrandissement de son cimetière.

CONSEIL D'HYGIÈNE

DE L'ARRONDISSEMENT DE BÉZIERS.

Le Conseil d'hygiène de l'arrondissement de Béziers a tenu, en 1886, deux séances, l'une le 18 Août et l'autre le 23 Décembre. Il s'est occupé, dans ces deux séances, de 10 affaires industrielles, dont 5 de 1re, 2 de 2me et 3 de 3me classe; de 3 questions d'hygiène municipale concernant des cimetières, et a émis un vœu au sujet des dossiers relatifs aux agrandissements ou créations de ces champs de repos.

AFFAIRES INDUSTRIELLES.

A. — Établissements de première classe.

Entrepôts de pétrole. — I. *Demande du sieur Desmarais, négociant, domicilié à Paris, en autorisation d'établir un entrepôt de pétrole de 15,000 litres sur le territoire de la commune de Béziers, avenue de Sauclières.*

Le Conseil, vu le plan des lieux, vu les résultats négatifs de l'enquête à laquelle la demande Desmarais a été soumise; vu l'avis émis par M. le Maire de Béziers à la suite de l'enquête, estime qu'il y a lieu d'accorder l'autorisation demandée, en imposant au permissionnaire les conditions prévues par les Décrets des 19 Mai 1873 et 20 Mars 1885.

II. *Demande du sieur Félix Blanquié, à l'effet d'établir un entrepôt de pétrole de 5 à 6,000 litres sur le territoire de la commune de Béziers, au Pont-Neuf, maison Pagès.*

Le Conseil, vu le plan des lieux et l'avis émis par M. le Maire de Béziers, estime qu'il y a lieu d'accorder au sieur Blanquié l'autorisation qu'il sollicite, en lui imposant les conditions édictées par les Décrets des 19 Mai 1873 et 20 Mars 1885.

Fabriques d'engrais. — I. *Demande du sieur Tournissac (Joseph), domicilié à Béziers, à l'effet d'être autorisé à établir une fabrique et un entrepôt d'engrais animalisés sur le territoire de cette commune, tènement de la Croix-de-Reilhe, parcelle N° 1160, section E du plan cadastral.*

Le Conseil, considérant que ce projet a donné lieu à de très nombreuses oppositions; que selon la remarque de M. le Maire de Béziers, l'emplacement choisi se trouve à proximité du champ de voirie de la ville, dont la suppression depuis longtemps réclamée par la population a été récemment votée par le Conseil municipal, en vue de sauvegarder la santé publique; que si la ville a dû reconnaître la nécessité de supprimer l'établissement qui lui appartient et s'imposer de grands sacrifices pour en créer un autre plus éloigné, on ne saurait permettre à un simple particulier d'établir dans le même quartier une usine qui offrirait les mêmes inconvénients ;

Estime que la demande du sieur Tournissac doit être rejetée.

II. *Demande du sieur Pacouil, domicilié à Béziers, en autorisation d'établir une fabrique d'engrais animalisé sur le territoire de cette commune, au lieu dit « Les Therriès, » parcelle N° 1268 de la section G du plan cadastral.*

De nombreuses protestations ont été consignées sur le registre de l'enquête ; l'avis émis par M. le Maire de Béziers est défavorable ; l'emplacement choisi par le pétitionnaire est situé dans le rayon de l'octroi, et, lui aussi, à proximité d'un établissement de même nature appartenant à la ville et que celle-ci est obligée de supprimer pour cause d'insalubrité.

Pour ces divers motifs, le Conseil estime que, de même que celle du sieur Tournissac, la demande du sieur Pacouil doit être rejetée.

Voirie et équarrissage. — *Demande du sieur Louis Guiraud, propriétaire à Maraussan, en autorisation d'établir un champ de voirie et d'équarrissage sur le territoire de cette commune, parcelle N° 629, section C du plan cadastral.*

Ce projet ayant soulevé de nombreuses protestations de la part des habitants de Maraussan, de Maureilhan et de Montady, le Conseil exprime le désir que l'administration invite l'intéressé à fournir des explications complémentaires sur la nature de la fabrication à laquelle il veut se livrer et à produire le plan des constructions qu'il se propose d'édifier.

B. — Établissements de deuxième classe.

Tuerie d'animaux. — *Demande du sieur Aussel (Gratien), boucher à Adissan, en autorisation d'exploiter une tuerie d'animaux de boucherie sur le territoire de cette commune, parcelle N° 294, section A du plan cadastral, à 250 mètres du village d'Adissan.*

Aucune opposition ne s'est produite à l'enquête, et l'avis de M. le Maire d'Adissan est favorable ; le Conseil d'hygiène de Béziers se prononce en conséquence pour l'autorisation, sous réserve des obligations prescrites par les règlements pour l'exploitation des établissements de ce genre.

Four à Chaux. — *Demande du sieur Paul Salasc, domicilié à Camplong, en autorisation d'établir un four à chaux permanent sur le territoire de cette commune, au hameau de St-Étienne-de-Mursan, parcelle N° 395, section D du plan cadastral.*

L'enquête n'a soulevé aucune opposition ; le Maire de Camplong a émis un avis favorable et la Commission cantonale d'hygiène de Bédarieux s'était elle-même prononcée dans le même sens; le Conseil d'hygiène de Béziers estime, à son tour, qu'il y a lieu d'accorder la demande en question.

C. — Établissements de troisième classe.

Distilleries. — I. *Demande du sieur Adrien Fournier, en autorisation d'établir une distillerie pour la fabrication du 3/6 de vin dans la commune de Sérignan et dans un corps de bâtisse qu'il possède sur la rive gauche de la rivière de l'Orb, sur les parcelles N° 188 et N° 189, section A du plan cadastral.*

Le Conseil, conformément à l'avis de M. le Maire de Sérignan, et considérant que l'usine projetée sera située au bord de la rivière de l'Orb et à une distance considérable du village, estime qu'il y a lieu d'accorder l'autorisation demandée.

II. *Demande du sieur Daban (Justin), propriétaire à Maureilhan, en autorisation d'établir une distillerie pour la fabrication du 3/6 dans un magasin qu'il possède à l'extrémité du village de Maureilhan, parcelle No 30, section B du plan cadastral.*

La Commission cantonale d'hygiène de Capestang s'est déjà prononcée en faveur de ce projet, et de même M. le Maire de Maureilhan. Le Conseil d'hygiène de

Béziers émet à son tour un avis affirmatif, sous réserve des conditions d'usage concernant les établissements de même espèce, et en particulier du déversement des vinasses, par un conduit couvert et étanche, dans un puits absorbant à construire à 200 mètres au moins de distance de toute habitation.

Vacherie. — *Demande du sieur Isnard (François), propriétaire à Agde, en autorisation d'établir une vacherie dans cette ville, rue St-Maxence, parcelle N° 674 de la section H du plan cadastral.*

La Commission cantonale d'hygiène d'Agde a émis un avis favorable. A son exemple, le Conseil d'hygiène de Béziers est d'avis qu'il y a lieu d'accorder l'autorisation dont il s'agit, à la condition que l'étable dans laquelle les vaches seront logées sera bien aérée; que le sol en sera cimenté ou pavé en pierres de taille rejointées au ciment; qu'il aura une pente suffisante pour l'écoulement des urines dans un puits sec ; et que ces urines seront enlevées journellement et transportées, ainsi que le fumier de l'étable, à 200 mètres au moins de toute habitation.

HYGIÈNE MUNICIPALE.

Translation de cimetières. — I. *Projet de translation du cimetière de la commune de Margon, sur la parcelle No 448, section B du plan cadastral.*

La commune de Margon a voté l'établissement d'un nouveau cimetière en remplacement du cimetière actuel, qui est attenant au village. L'emplacement proposé pour ce nouveau champ de repos se trouve à 210 mètres de la maison du village la plus rapprochée. Un expert a pratiqué des sondages sur divers points de cet emplacement et a constaté ainsi que le terrain se trouve constitué par une couche de 1 mètre d'épaisseur de terre grasse, reposant sur une couche de 1^m,50 de terre noirâtre et graveleuse propre aux inhumations. En conséquence, la Commission cantonale d'hygiène de Roujan s'était montrée favorable au projet et le Conseil d'hygiène de Béziers a émis l'avis qu'il y avait lieu d'autoriser le projet de translation.

II. *Projet de fermeture du cimetière communal de Pomérols et de réouverture provisoire de l'ancien cimetière.*

La Municipalité de Pomérols a demandé à l'autorité préfectorale de prescrire la fermeture du cimetière communal actuel et la réouverture provisoire de l'ancien cimetière. Cette demande est basée sur l'existence à une faible profondeur dans le sous-sol du cimetière d'une nappe d'eau qui paraît être en communication avec celle servant à l'alimentation du village.

La Commission cantonale d'hygiène de Florensac, saisie de l'affaire dans sa séance du 23 Mai 1886, délégua six de ses membres à l'effet de vérifier l'état du sous-sol du cimetière en question et de lui rendre compte du résultat de leur examen.

Cette délégation à constaté, le 25 du même mois,

par de nombreux sondages pratiqués à 2 mètres de profondeur :

1° Qu'il existe dans le sol du cimetière une nappe d'eau souterraine reposant sur un plan légèrement incliné formé par un sous-sol argileux imperméable situé à 2 mètre de profondeur et allant dans la direction du réservoir communal;

2° Que les fosses situées dans la partie basse du cimetière contenaient $0^m,95$ d'eau, tandis que celles creusées sur les parties les plus élevées en contenaient $0^m,25$; la hauteur de l'eau diminuait d'environ $0^m,05$ par espace de 10 mètres, sur une première étendue de 30 mètres, et d'environ $0^m,125$ sur une seconde étendue de 20 mètres.

La délégation a estimé que ces conditions créaient un danger réel pour la santé publique ; qu'en effet, les cadavres, restant immergés et par ce fait préservés de la putréfaction pendant la saison humide, se décomposent brusquement et simultanément au moment des fortes chaleurs, alors que l'eau s'évapore à travers les crevasses que la sécheresse provoque dans le terrain argileux. Elle appuya, en conséquence, la désaffectation du cimetière actuel et la réouverture de l'ancien cimetière, en attendant que la Municipalité eût fait choix d'un nouvel emplacement pour y transférer définitivement le champ de repos.

La Commission cantonale prit une délibération conforme à ces propositions.

Jugeant comme elle, le Conseil d'hygiène de Béziers

émet un avis favorable à la demande adressée par la Municipalité de Pomérols à M. le Préfet de l'Hérault.

III. *Projet de translation du cimetière de la commune de Pailhès sur un terrain à acquérir du sieur Thomas, parcelles Nos 743 et 744, section A du plan cadastral.*

La Commission cantonale d'hygiène de Murviel s'est déclarée favorable à ce projet. L'emplacement choisi est situé au Nord et à une distance convenable du village de Pailhès ainsi que du puits communal servant à l'alimentation des habitants. Les sondages pratiqués par l'architecte ont fait constater sur toute son étendue une profondeur de plus de $3^m,50$ de terre propre aux inhumations. Enfin, la surface de l'emplacement en question est largement suffisante pour le nombre des habitants de la commune, qui est seulement de 235.

Aussi le Conseil d'hygiène de Béziers estime-t-il que le projet de la commune de Pailhès peut être autorisé par l'Administration préfectorale

---

VŒUX.

Dossiers concernant les cimetières. — A la suite de diverses demandes relatives à des agrandissements, abandons et translations de cimetières, le Conseil émet le vœu qu'à l'avenir l'Administration exige pour l'instruction hygiénique de ces affaires la production des éléments suivants : 1° un plan coté de l'emplacement indiquant les diverses sinuosités du terrain et la direction des eaux pluviales ; 2° l'indication des puits communaux ou privés existant autour de l'emplacement, sur un rayon d'au moins 300 mètres, et du niveau de l'eau dans ces puits ; 3° le résultat de sondages pratiqués sur les divers points de l'emplacement en vue de connaître la nature du sol et du sous-sol, résultat constaté par le rapport d'un homme compétent.

CONSEIL CENTRAL
D'HYGIÈNE PUBLIQUE ET DE SALUBRITÉ
DU DÉPARTEMENT DE L'HÉRAULT
SIÉGEANT A MONTPELLIER.

Le Conseil central d'hygiène publique et de salubrité de l'Hérault a tenu en 1886 trois séances, les 27 Mars, 14 Mai et 2 Août. Dans ces diverses réunions, il a reçu notification de sa composition nouvelle, et a reconstitué son bureau par la nomination de son Vice-Président, en remplacement de M. Dumas, décédé ; il a donné son avis sur l'autorisation de 15 établissements industriels, dont 3 de 1re, 3 de 2me et 9 de 3me classe, et en même temps exprimé son opinion au sujet d'un établissement non classé ; il s'est occupé de 8 questions d'hygiène municipale, dont 7 relatives à des agrandissements de cimetières et une à l'expulsion hors de la ville des entrepôts de chiffons, ainsi que d'une question d'hygiène départementale, concernant l'insalubrité du canal qui relie la ville de Lunel au Canal des Étangs ; finalement, il a eu communication du nouveau Décret sur le classement des établissements insalubres.

COMPOSITION DU CONSEIL.

Dans la séance du 27 Mars, M. Pointu-Norès, Préfet de l'Hérault, a fait donner lecture d'un Arrêté préfectoral, daté du 15 Février 1886, qui renouvelle pour quatre ans les pouvoirs de la série sortante du Conseil, et nomme, en remplacement de MM. Cadot, Debons et Mangin-Lecreulx, MM. Parlier, Blanc et Bouvier, qui leur ont succédé dans leurs fonctions correspondantes. M. le Préfet déclare ensuite les nouveaux Membres installés, en vertu de quoi le Conseil central d'hygiène publique et de salubrité de l'Hérault se trouve constitué de la façon suivante :

1re Série.

MM. Benoît (Justin), Professeur à la Facuté de Médecine; Hamelin (Elphège), Professeur-Agrégé à la Faculté de Médecine; Léenhardt (Charles), Président de la Chambre de Commerce; Glaize (Antonin), Professeur à la Faculté de Droit; Pourquier, Médecin-Vétérinaire; Laissac (Alexandre), Maire de Montpellier; Déandreis (Élisée), Banquier, Député de l'Hérault.

2me Série.

MM. Moitessier (Albert), Professeur à la Faculté de Médecine; Bertin-Sans (Émile), Professeur à la Faculté de Médecine ; Vigouroux , Docteur en Médecine ; Castan (Alfred), Doyen de la Faculté de Médecine ;

Diacon, Directeur de l'École supérieure de Pharmacie; Marès (Henri), Secrétaire perpétuel de la Société d'Agriculture.

Membres adjoints.

(Article 3 de l'Arrêté organique du 15 Février 1849.)

MM. Parlier (Alfred), Ingénieur en Chef des Ponts et Chaussées; Blanc, Agent-Voyer en Chef du département; Bouvier, Colonel-Directeur du Génie.

C'est dans la séance du 14 Mai qu'il est procédé à l'élection d'un Vice-Président, en remplacement de M. Dumas, décédé. M. Bertin-Sans réunit la majorité absolue des suffrages. Dans la séance suivante, le 2 Août 1886, il est installé dans ses fonctions par M. Cassagneau, Secrétaire-Général. Aux paroles gracieuses prononcées à cette occasion par M. le Président, M. Bertin répond en remerciant le Conseil de sa confiance et M. Cassagneau de son accueil bienveillant. Il estime que le Conseil aurait pu facilement donner un plus digne remplaçant à son respecté Maître M. Dumas; mais, à défaut d'aptitudes suffisantes, M. Bertin promet de vouer au Conseil tout son zèle. En suivant l'exemple de son prédécesseur, en s'inspirant du savoir de ses éminents collègues, et s'appuyant sur les conseils de leur sympathique Président, il espère pouvoir remplir avec quelque profit la tâche qui lui est confiée.

AFFAIRES INDUSTRIELLES.

A. Établissements de première classe.

Fonderie de suif d'os. — *Demande du sieur Treillet, relative à l'autorisation d'établir une fonderie de suif d'os sur le territoire de la commune de Lattes, quartier de la Rauze-Basse, section A, No 120 du plan cadastral.*

M. Pourquier expose qu'il a visité, selon la mission que le Conseil lui avait donnée dans sa dernière séance (voir Rapport général sur les travaux des Conseils d'hygiène du département de l'Hérault de 1883-85, p. 325), l'établissement où le sieur Treillet sollicite l'autorisation d'établir sa fonderie de suif d'os. Les plaintes auxquelles a donné lieu cette usine paraissent exagérées au Rapporteur, qui ne pense pas qu'elle puisse présenter les inconvénients signalés par les protestataires. Néanmoins, M. Pourquier propose au Conseil de subordonner son avis favorable aux conditions générales qu'il a l'habitude d'imposer aux établissements de ce genre, en y joignant les suivantes :

1° Interdiction absolue de conserver des os frais ;

2° Obligation de traiter les os par l'acide sulfurique ;

3° Emploi de cheminées fumivores ;

4° Surélévation de 2 mètres des tuyaux de cheminée ;

5° Couverture de la partie où se pratique la fonte ;

6° Maintien des divers locaux et ustensiles dans un grand état de propreté ;

7° Traitement immédiat des os frais quotidiennement apportés à l'usine ;

8° Obligation de placer les os frais apportés à l'usine dans des sacs et de les saupoudrer de poudre de chaux ou de toute autre substance ayant pour effet de détruire l'odeur désagréable qui s'échappe de ces os.

Le Conseil, après réponse de M. Pourquier à quelques observations de M. le Préfet et de M. Glaize, adopte les conclusions du Rapport.

Atelier d'équarrissage. — *Demande du sieur Robert fils, en vue d'établir un atelier d'équarrissage à Cessenon, parcelle N° 137, section O du plan cadastral.*

M. Bertin-Sans, Rapporteur, après avoir exposé les conditions dans lesquelles se présente le projet d'établissement en question, propose au Conseil, qui adopte, d'émettre un avis favorable, sous les réserves suivantes :

1° Les murs de clôture seront entrenus en bon état;

2° Toutes les eaux seront recueillies et absorbées dans la fosse, qui sera entretenue parfaitement étanche;

3° Le sol de l'abattoir et de la pièce du fourneau-chaudière sera cimenté en pente vers la fosse ;

4° Les murs de cette pièce seront cimentés à $1^{m},50$;

5° Cette pièce sera largement ventilée;

6° Les déchets de toute espèce ne devront pas séjourner plus de 24 heures dans l'établissement et seront enlevés dans des voitures bien closes ;

7° Les engrais seront placés sous un hangar et le sol de ce hangar cimenté en pente vers la fosse ;

8° Il ne sera abattu que le nombre d'animaux qu'il sera possible d'équarrir dans la journée ;

9° Sous aucun prétexte les équarrisseurs ne pourront coucher dans l'établissement ;

10° La consistance de l'équarrissage ne sera que d'un fourneau et un chaudron.

Fabrique d'engrais animalisé. — *Demande du sieur Layalle, concernant l'autorisation d'établir une fabrique d'engrais animalisé à Lunel, section B, parcelle N° 95 du plan cadastral.*

M. Bertin-Sans, Rapporteur, fait connaître que l'enquête sur ce projet d'établissement a soulevé de nombreuses oppositions ; que M. le Maire de Lunel a cru devoir, à leur suite, émettre un avis défavorable ; que l'Autorité militaire, par l'organe de M. le Chef de bataillon Berger, Chef du Génie à Montpellier, a donné un avis semblable, et que toutes ces oppositions lui paraissent sérieusement motivées. Dans ces conditions, il propose au Conseil de formuler également un avis de rejet.

Le Conseil adopte la conclusion du Rapporteur.

B. Établissements de deuxième classe.

Porcherie et Fromagerie. — *Demande du sieur Coupiac, à l'effet d'établir une porcherie et une fromagerie au Caylar, section A, N° 334 du plan cadastral.*

M. Pourquier, Rapporteur, déclare n'avoir pas trouvé dans le dossier de cette affaire des éléments d'appréciation suffisants pour lui permettre de formuler un avis en parfaite connaissance de cause. Il demande un supplément d'instruction qui fasse connaître la situation de l'établissement projeté par rapport au village, ses dimensions exactes et le nombre d'animaux qui doivent y être enfermés.

Le Conseil décide que les renseignements dont il s'agit seront communiqués à M. Pourquier par les soins de M. le Préfet, et que si l'établissement projeté lui présente alors toutes les garanties désirables, l'autorisation pourra être accordée, l'enquête n'ayant donné lieu à aucune protestation, et toutes les Autorités consultées, notamment le Conseil d'hygiène de Lodève, ayant émis un avis favorable. A la séance suivante, M. Pourquier annonce qu'en raison des réponses satisfaisantes adressées à ses questions, il a donné, conformément aux désirs du Conseil, un avis favorable à l'autorisation de ce double établissement, sous réserve des conditions habituelles (voir Rapport général sur les travaux des Conseils d'hygiène de l'Hérault, 1883-85, p. 81).

Porcherie et laiterie. — *Demande des sieurs Pailhès et Gavenc, en vue d'obtenir l'autorisation d'établir à Montpellier, à proximité du Chemin des Quatre-Seigneurs, section B, Nos 993 et 998 du plan cadastral, une porcherie et une laiterie.*

Cette affaire avait été présentée au Conseil à la fin de l'année 1885 (voir Rapport général, etc., p. 323), et sa décison avait été subordonnée, en raison de la proximité de l'établissement projeté et de l'Hôpital suburbain, à une visite des lieux par M. Pourquier, Rapporteur, et à son examen direct de la situation comme des conditions intérieures de l'établissement. M. Pourquier a depuis visité la porcherie-laiterie des sieurs Pailhès et Gavenc et fait connaître au Conseil que cet établissement, admirablement installé, ne lui paraît offrir pour le nouvel hôpital aucune espèce d'inconvénients. Il propose en conséquence au Conseil, qui accepte, d'exprimer un avis favorable, sous les réserves d'usage.

Porcherie. — *Demande du sieur Benoît, en vue d'être autorisé à établir une porcherie sur le territoire de la commune de Ceilhes-et-Rocozels, parcelle N° 238 de la section B du plan cadastral.*

M. Pourquier, Rapporteur, ne voyant aucun inconvénient à cet établissement, propose au Conseil, qui accepte, d'en voter l'autorisation aux conditions habituelles.

C. Établissements de troisième classe.

Buanderies. — I. *Demande du sieur Lugagne, en vue d'établir une buanderie à Montpellier, boulevard de Strasbourg.*

« Ce projet, dit à son sujet M. Hamelin, Rapporteur, soumis à une enquête par les soins de M. le Maire de Montpellier, n'a soulevé aucune opposition, et la population du quartier a, au contraire, manifesté son désir de voir se créer au plus tôt un établissement appelé à lui rendre de réels services. M. le Maire de Montpellier et l'Autorité militaire n'ont fait de leur côté aucune opposition. Il y a donc lieu de l'autoriser aux conditions ordinaires ; mais il conviendrait que l'industriel fît connaître, au préalable, les dimensions exactes de sa buanderie, le nombre approximatif de kilogrammes de linge qui pourront y être journellement traités, enfin le nombre de places dont se composera le lavoir. »

Le Conseil adopte les conclusions du Rapporteur.

II. *Demande du sieur Roustan, tendant à établir une buanderie à Montpellier, quai des Tanneurs et rue Jugan.*

M. Hamelin, Rapporteur, propose également au Conseil, qui accepte, d'émettre un avis favorable à l'autorisation, sous réserve des conditions imposées aux industries de ce genre,

Vacheries. — I. *Demande du sieur Bernié (Jean-Baptiste), en vue d'établir une vacherie à Montpellier, rue de l'École-Normale, N° 8.*

M. Pourquier, Rapporteur, propose au Conseil d'émettre un avis favorable à l'autorisation, sous réserve des obligations imposées aux établissements de ce genre, et à la condition que cette vacherie ne pourra contenir plus de 8 vaches.

Le Conseil adopte.

II. *Demande du sieur Combettes, en vue d'établir une vacherie à Montpellier, rue Palissade, N° 25.*

M. Pourquier, Rapporteur, conclut à l'accueil de la demande, sous la réserve des conditions d'usage, et en introduisant dans l'Arrêté d'autorisation une clause interdisant formellement la vente de lait provenant de vaches phtisiques.

Le Conseil adopte ces conclusions.

III. *Demande du sieur Cabannes, en vue d'établir une vacherie à Montpellier, rue Jardin-de-la-Reine, N° 5.*

Le local qui avait été précédemment interdit a été depuis réparé et permet aujourd'hui, selon M. le Rapporteur Pourquier, d'y installer la vacherie en question d'une façon suffisamment convenable. On peut donc, selon lui, accorder l'autorisation aux conditions ci-dessus énoncées, et en stipulant que l'établissement ne devra renfermer que 3 vaches.

Le Conseil se prononce dans ce sens.

IV. *Demande du sieur Baudy, concernant l'autorisation de continuer l'exploitation d'une vacherie qu'il a déjà établie à Montpellier, rue Joachim-Colbert.*

Cette vacherie a été établie sans autorisation. Elle se trouve dans le périmètre d'exclusion déterminé par le Conseil. M. Pourquier, Rapporteur, propose donc à ce dernier d'émettre un avis de rejet.

Le Conseil, conformément à cette conclusion, se déclare opposé à l'autorisation.

Distilleries de plantes aromatiques. — I. *Demande du sieur Salages, en vue d'obtenir l'autorisation d'établir une distillerie de plantes aromatiques dans la commune de Rouet, sur la parcelle 203 de la section G du plan cadastral.*

M. Vigouronx, Rapporteur, propose au Conseil, qui adopte, d'émettre un avis favorable à cette demande, sous les réserves d'usage.

II. *Demande du sieur Sabatier, en vue d'établir une distillerie de plantes aromatiques dans la même commune de Rouet, sur la parcelle 226 de la section A du plan cadastral.*

M. Vigouroux obtient aux mêmes conditions, du Conseil, un avis favorable à l'autorisation.

Entrepôt de chiffons. — *Demande du sieur Rauzy, en vue d'établir un entrepôt de chiffons à Montpellier, rue Rigaud.*

M. Vigouroux, au sujet de cette demande, donne lecture du Rapport suivant :

« Messieurs, j'ai eu l'honneur d'être chargé d'examiner le dossier relatif à l'établissement d'un entrepôt de chiffons dans la rue Rigaud. Le sieur Rauzy, qui demande cette autorisation, possède un entrepôt considérable établi dans une des principales artères de la ville, cours Gambetta, 21 ; il désire, dit-il dans sa demande, transférer ce magasin rue Rigaud. La rue Rigaud est la dernière rue perpendiculaire à la rue Chaptal et à la route de Toulouse. L'entrepôt à autoriser se trouve à proximité de la rue Chaptal, dont il est séparé par la maison Eygonnet à sa gauche ; à droite du magasin se trouve un terrain non bâti ; à l'entrepôt sont adossées plusieurs maisons et un jardin potager. L'enquête de commodo porte 4 propriétaires adhérents et 10 protestataires. Parmi ceux-ci, l'un d'eux adhèrerait s'il était entendu que M. Rauzy ne pourrait pas entreposer des os. Restent 9 protestataires, parmi lesquels M. Vidal (Joseph), fabricant de crème de tartre, dont la fabrique forme un des côtés de la rue Rigaud, en face l'entrepôt projeté. La rue Rigaud a 8 mètres et non 5 mètres, comme le dit le rapport de M. le Commissaire de police, et on doit considérer que la fabrique Vidal a son entrée rue Joseph-Vidal ; qu'elle n'est habitée que par le concierge, dont les appartements sont situés rue Joseph-Vidal. Les autres opposants résident dans la rue Chaptal.

» Tout en tenant compte de l'opposition formulée par les protestataires, il me paraît qu'on ne peut pas refuser à M. Rauzy le transfert qu'il projette. L'installation actuelle est dans un quartier populeux et très fréquenté, tandis que la rue Rigaud est peu fréquentée, peu peuplée; le magasin est situé à côté de terrains à bâtir et d'un petit jardin potager, et, enfin, les propriétaires ne songent à protester qu'aujourd'hui alors que la rue Rigaud existe effectivement depuis 1872. Approuver le transfert sera sanctionner purement ce qui existe depuis quatorze ans et supprimer le dépôt installé cours Gambetta, 21. »

MM. Moitessier et Bertin-Sans s'élèvent, au contraire, contre l'autorisation du transfert. Sans doute, d'après eux, il y aurait peut-être, en fait et pour le moment, avantage à transférer rue Rigaud le magasin de chiffons que le sieur Rauzy exploite sur le cours Gambetta. Mais les terrains vagues et jardins qui se trouvent dans la région de la rue Rigaud tendent de plus en plus à se couvrir d'habitations, et la rue Rigaud, comme la rue Chaptal et ses autres voisines, est de beaucoup plus étroite que le cours Gambetta. D'ailleurs, cette question doit être envisagée à un autre point de vue, et y aurait-il quelque avantage à ce transfert, que le Conseil n'en devrait pas moins renoncer, pour des raisons supérieures, à ce profit sanitaire, en tout cas bien léger.

Depuis longtemps, en effet, le Conseil poursuit le projet de rejeter tous les entrepôts de chiffons hors de la ville, et dans l'impossibilité où il se trouve de retirer les autorisations antérieures, il saisit chaque occasion de faire un pas vers la réalisation de son projet, en refusant énergiquement toute autorisation nouvelle. C'est ainsi que tout récemment encore, en Décembre 1885 (voir Rapport général de 1883-85, p. 342), il s'est opposé à la demande du sieur Bompy, qui voulait établir un entrepôt du même ordre rue Léonhardt, tout en reconnaissant et déplorant les conditions d'infériorité qu'il imposait ainsi au commerce du sieur Bompy, en présence des entrepôts existant déjà au sein de la ville. Cette décision, maintenue malgré ce regret, lui impose désormais une obligation de plus, ajoutée à ses mobiles sanitaires, non seulement pour rejeter des autorisations concernant de nouveaux entrepôts de chiffons au sein de la ville, qui créeraient d'injustes prérogatives, mais pour refuser tout ce qui pourrait fortifier les entreprises de ce genre établies déjà dans son enceinte, et particulièrement leur transfert d'une rue à une autre, qui constituerait en réalité une confirmation, un rajeunissement de leur autorisation.

Le Conseil, opinant dans le même sens, rejette la demande du sieur Rauzy, et revenant sur sa recherche des moyens par lesquels il pourrait obtenir l'expulsion hors de la ville de tous les entrepôts de chiffons, il prend, à cet égard, une délibération importante, dont l'exposé trouvera sa place à l'hygiène municipale.

D. Établissements non classés.

Fabriques de crème de tartre. — *Demande de renseignements du sieur Armand Granel, de La Livinière, sur cette fabrication.*

Au sujet de cette demande, M. Bertin-Sans donne lecture du Rapport suivant, rédigé après entente avec MM. Moitessier et Diacon :

« Messieurs,

» Par une lettre en date du 24 Avril 1885, M. Armand Granel s'adresse à M. le Ministre du Commerce pour savoir si la fabrication de la crème de tartre ainsi qu'une industrie nouvelle qui consiste à utiliser les grabeaux ou résidus de cette fabrication en les étendant à ciel ouvert sur une grande surface de terrain, sont comprises ou non dans la nomenclature des établissements soumis, en raison de leur insalubrité, aux avis et réglementations préalables des Conseils d'hygiène. M. Granel demande, en outre, à M. le Ministre, quel moyen légal on pourrait employer, dans le cas où ces industries ne pourraient entrer dans le classement en question, pour faire supprimer ou tout au moins réglementer les établissements où ces industries sont pratiquées.

» M. le Préfet de l'Hérault, par l'intermédiaire de M. le Sous-Préfet de St-Pons, a soumis cette requête au Conseil d'hygiène de cet arrondissement, qui s'est déclaré dans l'impossibilité de répondre aux questions de

M. Granel. C'est en conséquence de ce refus, que M. le Préfet de l'Hérault soumet actuellement ces mêmes questions à votre examen.

» Les réponses qu'elles réclament ne soulèvent pourtant aucune espèce de difficulté.

» La première est la conséquence rigoureuse d'un fait. Non : la fabrication de la crème de tartre et comme elle le complément de cette industrie qui consiste à utiliser jusqu'aux résidus de cette fabrication en les étendant sur le sol, ne sont point compris dans la nomenclature des établissements insalubres fixée par le Décret du 31 Décembre 1866 et modifiée en certains points de détail par les Décrets successifs des 31 Janvier 1872, 7 Mai 1878 et 26 Février 1881. Cela tient à ce qu'avant 1866 la crème de tartre n'était guère fabriquée qu'avec le tartre brut extrait des futailles par le grattage, et qui, ne contenant que très peu d'impuretés, ne donnait pas lieu, dans une mesure appréciable, à des dégagements ou à des résidus insalubres. Depuis cette époque, les besoins ayant augmenté, on s'est mis à utiliser le tartrate de potasse contenu jusque dans les lies de vin, et les industries nouvelles qui en sont résultées sont, en effet, de nature à souiller l'atmosphère et le sol au détriment de la santé publique. C'est là une situation que vous pouvez seulement constater, à l'occasion de laquelle vous pouvez exprimer le regret que ces industries aient ainsi échappé au classement des établissements insalubres, et le vœu qu'un nouveau Décret vienne les y comprendre en les plaçant dans la seconde et même dans la première classe de ces établissements; mais votre réponse à la première question de M. Granel n'en reste pas moins absolument négative.

» Quant à la seconde de ces questions, celle qui concerne le moyen légal à employer pour faire supprimer ces industries insalubres, dans le cas, qui se trouve réalisé, où ces industries ne seraient pas comprises dans le classement administratif, la réponse à y faire est tout simplement le recours au droit commun. Nul ne peut porter un préjudice quel qu'il soit à son voisin, pas plus à sa santé qu'à sa fortune, et c'est aux tribunaux judiciaires qu'il appartient, à défaut d'autres, de constater le préjudice et d'en ordonner la répression. »

Le Conseil donne son adhésion à ce Rapport.

HYGIÈNE MUNICIPALE.

Agrandissement de cimetières. — I. *Projet d'agrandissement du cimetière de Puisserguier.*

« Par délibération en date du 16 Juillet 1885, le Conseil municipal de Puisserguier, dit le Rapport de M. Blanc, a voté l'agrandissement du cimetière communal. Le projet présenté montre que la surface du cimetière, actuellement de 27^{a}, 31, serait portée à 54^{a}, 62, c'est-à-dire doublée. L'agrandissement aurait lieu du côté opposé à la ville, sur un terrain formé d'une première couche de terre végétale assez compacte, de $1^m,50$ d'épaisseur, reposant sur un sous-sol marneux très friable. Soumis à une enquête de commodo et incommodo dans la commune de Puisserguier, le projet a donné lieu, do la part des habitants, à une série de dépositions toutes en faveur de sa prompte exécution. Le Conseil d'hygiène et de salubrité publiques de l'arrondissement de Béziers a émis également un avis favorable au projet. Dans ces conditions, nous avons l'honneur de proposer au Conseil de vouloir bien donner son approbation au projet d'agrandissement du cimetière de Puisserguier. »

Le Conseil adopte.

II. *Projet d'agrandissement du cimetière de Mèze.*

M. Blanc présente, sur cet autre projet, le Rapport suivant :

« Par délibération en date du 11 Janvier 1886, le Conseil municipal de la ville de Mèze a voté l'agrandissement du cimetière communal. D'après le projet présenté, la surface du cimetière qui est actuellement de 80 ares environ, serait portée au double, soit à 160 ares. La grande étendue qu'on propose de donner au champ d'inhumation est justifiée par la nature du sol sur lequel se ferait l'agrandissement; ce terrain est argileux et très peu perméable. Soumis à une enquête de commodo et incommodo dans la commune, le projet n'a donné lieu, de la part des habitants, à aucune réclamation. Nous avons l'honneur de proposer au Conseil de vouloir bien l'approuver. »

Conformément à ces conclusions, le Conseil approuve l'agrandissement projeté du cimetière de Mèze.

III. *Projet d'agrandissement du cimetière de St-Jean-de-Védas.*

Ce projet, résultant d'une délibération du Conseil municipal de cette commune en date du 7 Juin 1885, comporte une extension de l'emplacement actuel du cimetière dans le sens opposé au village, et tendant à porter sa surface de 5a, 14 à 17a, 28.

La lecture d'un premier Rapport de M. Blanc sur cette affaire, provoque diverses observations de la part de MM. Marès, Castan, Bertin-Sans, Hamelin, Pourquier, Bouvier et Vigouroux. Avant de se prononcer, on voudrait connaître le degré de perméabilité du terrain sur lequel se ferait l'agrandissement, ainsi que les rapports que sa nappe d'eau souterraine pourrait avoir avec les eaux d'alimentation du village.

M. Blanc n'ayant pas visité les lieux et ne trouvant dans le dossier aucun élément suffisant pour répondre à ces questions, le Conseil le charge de se rendre à St-Jean-de-Védas et d'examiner les conditions telluriques dans lesquelles se trouve l'emplacement en question.

Dans la séance suivante, M. Blanc expose que, suivant le désir du Conseil, il s'est rendu à St-Jean-de-Védas et a examiné de son mieux la nature du terrain qui doit être incorporé, selon le désir du Conseil municipal de cette commune, au cimetière actuel, en ayant pour effet de porter sa surface à 17ª, 28.

« L'inclinaison du terrain sur lequel est situé le cimetière de St-Jean-de-Védas, dit le Rapport de M. Blanc, et son orientation par rapport au courant souterrain dans lequel sont puisées les eaux d'alimentation du village, pourraient faire craindre, au premier abord, que les eaux descendant du champ d'inhumation ne fussent une cause d'insalubrité pour la nappe d'eau qui alimente le puits communal, mais une visite attentive des lieux nous a permis de constater qu'il n'existe probablement aucune relation entre les eaux du versant du cimetière et celles qui servent à l'alimentation du village.

» Tandis que les premières sont arrêtées par une couche argileuse située à peu de profondeur au-dessous du sol, et après s'être réunies dans la partie basse de la vallée, s'écoulent de l'Est à l'Ouest suivant la pente naturelle du terrain de surface, les secondes forment une nappe d'eau souterraine d'une grande puissance, coulant en sens inverse sur un banc de rocher et provenant, selon toute probabilité, des infiltrations des eaux de la Mosson à travers les terrains environnants.

» Un nivellement nous a montré, en effet, que le niveau des eaux de cette rivière est précisément le même que celui de la nappe d'eau d'alimentation du village.

» Dans ces conditions, nous avons l'honneur de proposer au Conseil de vouloir bien émettre un avis favorable sur le projet d'agrandissement du cimetière communal de St-Jean-de-Védas. »

Le Conseil émet un avis favorable.

IV. *Projet d'agrandissement du cimetière de Clermont-l'Hérault.*

M. Hamelin, Rapporteur, fait connaître au Conseil que le dossier du projet d'agrandissement du cimetière de Clermont-l'Hérault, complété suivant les indications formulées dans la séance du 11 Décembre 1885 (voir Rapport général de 1883-85, p.357), lui a été transmis par M. le Préfet; qu'il a examiné à nouveau, dans ces conditions plus régulières, le projet présenté par le Conseil municipal de ladite commune, et que ce projet lui paraît pouvoir être exécuté sans inconvénients. M. Hamelin ajoute que, d'ailleurs, aucune opposition ne s'est produite au cours de l'enquête et que le Conseil d'hygiène de l'arrondissement de Lodève a émis un avis favorable à l'agrandissement projeté.

En conséquence, M. Hamelin propose au Conseil central, qui adopte, d'émettre à son tour un avis favorable.

V. *Projet d'agrandissement du cimetière de Palavas.*

M. Blanc, Rapporteur, s'exprime, à ce sujet, en ces termes :

« Le cimetière de Palavas devenant insuffisant, le Conseil municipal de cette commune, par délibération en date du 30 Décembre 1885, a voté son agrandissement. Le projet, soumis aux formalités d'enquête de commodo et incommodo, n'a donné lieu à aucune observation de la part des intéressés. Il a pour but d'augmenter de 327 mètres carrés la surface du cimetière actuel.

» Cet agrandissement se ferait du côté et au bord même de l'étang, dans un terrain sablonneux, essentiellement perméable, qui domine de $0^{m},50$ seulement le niveau des eaux de l'étang. Afin d'avoir une épaisseur de terre suffisante pour les inhumations, le projet dispose que le terrain devant servir à l'agrandissement projeté serait remblayé de 1 mètre sur toute sa surface.

» Cette hauteur est-elle suffisante? N'est-il pas à craindre que les cercueils ne reposent sur une couche trop humide ou même ne baignent complètement dans l'eau dans certaines circonstances? Le Conseil appréciera s'il a à émettre un avis sur cette disposition du projet, qui pourrait donner lieu plus tard à certaines réclamations des habitants si cette éventualité venait à se produire.

» Il ne nous paraît pas, en tout cas, y avoir aucun inconvénient pour la santé publique à l'agrandissement du cimetière de Palavas tel qu'il est projeté, et nous avons l'honneur de proposer au Conseil de vouloir bien émettre un avis favorable aux travaux projetés. »

Les conclusions du Rapport de M. Blanc sont adoptées par le Conseil.

VI. *Projet d'agrandissement du cimetière de St-Étienne-de-Mursan, dans la commune de Camplong.*

M. Blanc présente sur ce projet le Rapport suivant :

« Par délibération en date du 12 Avril 1885, le Conseil municipal de Camplong a voté la mise à exécution d'un projet d'agrandissement du cimetière du hameau de St-Étienne-de-Mursan. Soumis à une enquête de commodo et incommodo, e projet n'a fait l'objet d'aucune observation de la part des intéressés. M. leC ommissaire-enquêteur a émis un avis favorable à son sujet, ainsi que le Conseil d'hygiène de l'arrondissement de Béziers.

» Si l'on en juge par les renseignements contenus au dossier, il paraît, en effet, que cet agrandissement peut être effectué sans danger pour la santé publique. Nous avons l'honneur, en conséquence, de proposer au Conseil de vouloir bien émettre un avis favorable aux travaux projetés. »

Le Conseil adopte.

VII. *Projet d'agrandissement du cimetière de Bouzigues.*

M. Blanc présente encore, à ce sujet, le Rapport qui suit :

« Le projet soumis au Conseil concernant l'agrandissement du cimetière de Bouzigues, a été approuvé par la Municipalité decette commune le 16 Mai de cette année, après avoir subi, sans donner lieu à aucune opposition de la part des habitants, les formalités d'enquête prescrites sur la matière.

» D'après le projet, la surface du cimetière, qui est actuellement de $17^a,6^c$, serait portée à $34^a,14^c$; elle serait donc doublée. L'agrandissement se ferait du côté opposé au village.

» Le sol sur lequel l'agrandissement serait opéré se compose d'une couche de terrain perméable de $0^m,75$ d'épaisseur, reposant sur une couche d'argile assez profonde dans laquelle les corps seront déposés. Cette condition, mauvaise au point de vue de la prompte décomposition des corps, explique la grande superficie qu'on est obligé de donner au cimetière de Bouzigues.

» Quant à l'écoulement des eaux du cimetière, bien qu'il ait une importance secondaire à raison même de la composition du sol, il se ferait par un chemin rural placé en contre-bas du cimetière et déversant ses eaux dans l'Étang de Thau, dans une direction opposée à celle du village. On n'aurait, par suite, nullement à craindre de voir corrompre les eaux d'alimentation du village.

» Nous avons l'honneur de proposer au Conseil de donner son approbation au projet d'agrandissement du cimetière de Bouzigues. »

Le Conseil émet un avis favorable.

Entrepôts de chiffons. — *Décision du Conseil à leur sujet.*

A la suite de la discussion soulevée par la demande du sieur Rauzy concernant le transfert à Montpellier, rue Rigaud, de l'établissement de chiffons que cet industriel possède sur le cours Gambetta de la même ville, discussion qui aboutit au rejet de cette demande, le Conseil a repris la recherche des moyens par lesquels on pourrait arriver à reléguer hors de la ville tous les entrepôts de chiffons. Ces entrepôts, toujours si incommodes et si insalubres, contre lesquels les habitants de la ville élèvent des plaintes nombreuses, et qui deviennent en temps d'épidémie des foyers essentiellement actifs de propagation morbide, lui paraissent, en effet, malgré la tolérance dont il sont l'objet dans la nomenclature officielle des établissements insalubres, mériter autant que tout autre d'être rigoureusement éloignés des groupes d'habitations. En possession du droit que la législation lui a conféré d'exprimer son avis au sujet de l'autorisation des industries comprises dans la dernière comme de celles appartenant à la première classe, et sous le poids des responsabilités qui lui incombent dans la protection de la santé publique, le Conseil, résolu à refuser toute autorisation nouvelle aux établissements de ces entrepôts à l'intérieur des villes, insiste auprès de l'Administration pour qu'elle use de tous ses droits en vue du retrait des autorisations de cet ordre antérieurement accordées. Il se trouve encouragé dans ce sans par une communication de M. Cassagneau, Secrétaire-Général, faisant connaître au Conseil que M. le Préfet a été saisi par le Général en Chef du 16me Corps d'armée, M. le Baron Berge, d'un Rapport de M. l'Inspecteur-Général du 6me arrondissement médical, signalant les inconvénients qui résultent pour la santé des troupes du voisinage des entrepôts de chiffons établis à proximité des casernes d'infanterie. De la discussion à laquelle prennent part divers Membres du Conseil, et des indications que donne à cet égard M. le Président Cassagneau, il résulte que le seul moyen de retirer légalement les autorisations accordées aux entrepositaires de chiffons, serait de constater quelque contravention commise par eux à leur Arrêté d'autorisation, ce qui est chose facile, car la plupart ne se font certainement pas faute de recevoir des peaux de lapin et des os frais, de mélanger les chiffons de laine avec les autres drilles et de négliger les soins de propreté ou d'aération auxquels ils ont été astreints. L'Administration préfectorale étant disposée à donner à ces contraventions, dans l'intérêt de la salubrité urbaine, la suite que le Conseil désire, il ne reste donc plus qu'à trouver, en fait et légalement, les chiffonniers en faute; à défaut d'officiers sanitaires qu'on puisse charger de ces opérations délicates, le Conseil, d'accord avec M. le Président, charge une Commission composée de MM. Moitessier, Pourquier et Vigouroux, de visiter tous les entrepôts de chiffons de la ville, en compagnie de M. le Commissaire central, qui dressera régulièrement procès-verbal des contraventions constatées dans ces visites.

HYGIÈNE DÉPARTEMENTALE.

Canal de Lunel. — *Plainte exprimée par une délégation de la Municipalité de Lunel, au sujet de l'insalubrité du canal qui met cette ville en communication avec le Canal des Étangs.*

M. le Préfet, après avoir informé le Conseil de cette démarche faite auprès de lui par les délégués du Conseil municipal de Lunel, demande au Conseil de vouloir bien désigner un de ses Membres pour se rendre dans cette ville et pour y étudier les mesures qu'il conviendrait de prendre, afin de remédier à un état de choses aussi fâcheux, dont la réalité, connue de tous, n'est d'ailleurs malheureusement pas à constater

Sur la proposition de M. Hamelin, le Conseil charge M. Vigouroux de cette mission.

COMMUNICATIONS.

Nouveau classement des établissements insalubres, dangereux ou incommodes. —M. le Secrétaire-Général Cassagneau, dans la séance du 14 Mai, qu'il préside, informe le Conseil que par un Décret en date du 3 Mai 1886, il a été procédé à la revision des industries classées par le Décret du 31 Décembre 1866 et les Décrets supplémentaires des 31 Janvier 1872, 7 Mai 1878, 22 Avril

1879, 26 Février 1881 et 20 Juin 1883, et qu'il a été établi un tableau général et unique comprenant tous les classements postérieurs au Décret de 1866.

M. le Président exprime le regret de ne pouvoir remettre pour le moment, à tous les Membres du Conseil, le nouveau tableau de classement ; mais il ajoute que le récent Décret et le tableau qui y est annexé seront publiés dans le Rapport général sur les travaux du Conseil d'hygiène du département, et qu'en conséquence, chaque Membre aura ainsi bientôt à sa disposition un exemplaire de cet important document.

C'est en conformité de cette décision, que la circulaire ministérielle du 10 Mai est ici reproduite.

République Française. — Ministère du Commerce et de l'Industrie.

CIRCULAIRE MINISTÉRIELLE

relative aux établissements insalubres, dangereux ou incommodes.

« Paris, le 10 Mai 1886.

» Monsieur le Préfet, le Conseil d'État, à qui j'avais soumis un projet de décret tendant à introduire de nouvelles modifications dans la nomenclature des établissements insalubres, dangereux ou incommodes, tout en donnant un avis favorable aux propositions qui lui avaient été présentées, a pensé, qu'à raison de la multiplicité des tableaux supplémentaires en vigueur auxquels les intéressés ont à se reporter, il y aurait avantage à en refondre les éléments dans un tableau général et unique comprenant les nouveaux classement, proposés.

» Cette manière de procéder m'a en effet paru devoir faciliter à tous les degrés l'examen des affaires et un Décret de M. le Président de la République, en date du 3 Mai courant, abrogeant les Décrets antérieurs des 31 Décembre 1866, 31 Janvier 1872, 7 Mai 1878, 22 Avril 1879, 26 Février 1881 et 20 Juin 1883, fixe à nouveau la nomenclature et la division en trois classes des établissements insalubres, dangereux ou incommodes.

» J'ai l'honneur de vous transmettre ci-après le texte du nouveau décret ainsi que la nomenclature qui y est annexée.

» Je crois devoir y joindre comme annexe, à titre de renseignement, un tableau des industries non classées par le

Décret de 1866 et les Décrets ultérieurs, qui sont comprises dans la nouvelle nomenclature.

» Je vous prie de vouloir bien m'accuser réception de la présente circulaire, dont vous trouverez un nombre d'exemplaires suffisant pour les besoins de vos bureaux et de ceux des Sous-Préfectures de votre département, ainsi que pour les bibliothèques des Conseils d'hygiène publique et de salubrité.

» Recevez, Monsieur le Préfet, l'assurance de ma considération la plus distinguée.

» *Le Ministre du Commerce et de l'Industrie,*

» *Signé :* ÉDOUARD LOCKROY.

» Pour expédition :

» Pour le Conseiller d'État, Directeur,

» *Le Chef de Bureau,*

» X.... »

DÉCRET DU 3 MAI 1886.

« LE PRÉSIDENT DE LA RÉPUBLIQUE FRANÇAISE ;

» Sur le Rapport du Ministre du Commerce et de l'Industrie ;

» Vu le Décret du 15 Octobre 1810, l'Ordonnance royale du 14 Janvier 1815 et le Décret du 25 Mars 1852 sur la décentralisation administrative ;

» Vu les Décrets des 31 Décembre 1866, 31 Janvier 1872, 7 Mai 1878, 22 Avril 1879, 26 Février 1881 et 20 Juin 1883 ;

» Vu les avis du Comité consultatif des Arts-et-Manufactures ;

» Le Conseil d'État entendu ;

» Décrète :

» Article premier.

» La nomenclature et la division en trois classes des établissements insalubres, dangereux ou incommodes, sont fixés conformément au tableau annexé au présent Décret.

» Art. 2.

» Les Décrets en date des 31 Décembre 1866, 31 Janvier 1872, 7 Mai 1878, 22 Avril 1879, 26 Février 1881 et 20 Juin 1883, sont rapportés.

» Art. 3.

» Le Ministre du Commerce et de l'Industrie est chargé de l'exécution du présent Décret, qui sera publié au *Journal Officiel* et inséré au *Bulletin des Lois*.

» Fait à Paris, le 3 Mai 1886.

» Signé : Jules GRÉVY.

» Par le Président de la République :

» *Le Ministre du Commerce et de l'Industrie,*

» Signé : Édouard LOCKROY. »

NOMENCLATURE

DES

ÉTABLISSEMENTS INSALUBRES, DANGEREUX OU INCOMMODES

ANNEXÉE AU DÉCRET DU 3 MAI 1886.

TABLEAU *de classement par ordre alphabétique.*

DÉSIGNATION DES INDUSTRIES.	INCONVÉNIENTS.	CLASSES.
Abattoirs publics (Voir aussi *Tueries.*)	Odeur et altération des eaux.	1re
Absinthe. (Voir *Distilleries.*)		
Acide arsénique (Fabrication de l') au moyen de l'acide arsénieux et de l'acide azotique :		
1° Quand les produits nitreux ne sont pas absorbés.	Vapeurs nuisibles	1re
2° Quand ils sont absorbés	*Idem*	2me
Acide chlorhydrique (Production de l') par décomposition des chlorures de magnésium, d'aluminium et autres :		
1° Quand l'acide n'est pas condensé	Émanations nuisibles	1re
2° Quand l'acide est condensé	Émanations accidentelles	2me
Acide fluorhydrique (Fabrication de l')	Émanations nuisibles	2me
Acide lactique (Fabrique d')	Odeur	2me
Acide muriatique. (Voir *Acide chlorhydrique.*)		
Acide nitrique (Fabrication de l')	Émanations nuisibles	3me
Acide oxalique (Fabrication de l') :		
1° Par l'acide nitrique :		
a. Sans destruction des gaz nuisibles	Fumée	1re
b. Avec destruction des gaz nuisibles	Fumée accidentelle	3me
2° Par la sciure de bois et la potasse	Fumée	2me
Acide picrique (Fabrication de l') :		
1° Quand les gaz nuisibles ne sont pas brûlés	Vapeurs nuisibles	1re
2° Avec destruction des gaz nuisibles	*Idem*	3me
Acide pyroligneux (Fabrication de l') :		
1° Quand les produits gazeux ne sont pas brûlés.	Fumée et odeur	2me
2° Quand les produits gazeux sont brûlés	*Idem*	3me

DÉSIGNATION DES INDUSTRIES.	INCONVÉNIENTS.	CLASSES.
Acide pyroligneux (Purification de l')............	Odeur....................	2me
Acide salicylique (Fabrication de l') au moyen de l'acide phénique..................................	*Idem*.....................	2me
Acide stéarique (Fabrication de l') :		
1° Par distillation..........................	Odeur et danger d'incendie..	1re
2° Par saponification........................	*Idem*.....................	2me
Acide sulfurique (Fabrication de l') :		
1° Par combustion du soufre et des pyrites.....	Émanations nuisibles........	1re
2° De Nordhausen par décomposition du sulfate de fer......	*Idem*.....................	1re
Acide urique. (Voir *Murexide.*)		
Acier (Fabrication de l')	Fumée.....................	3me
Affinage de l'or et de l'argent par les acides........	Émanations nuisibles........	1re
Affinage des métaux au fourneau. (Voir *Grillage des minerais.*)		
Agglomérés ou briquettes de houille (Fabrication des) :		
1° Au brai gras..............................	Odeur et danger d'incendie..	2me
2° Au brai sec...............................	Odeur.....................	3me
Albumine (Fabrication de l') au moyen du sérum frais du sang.....................................	*Idem*.....................	3me
Alcali volatil. (Voir *Ammoniaque.*)		
Alcool (Rectification de l')........................	Danger d'incendie...........	2me
Alcools autres que de vin, sans travail de rectification.	Altération des eaux.........	3me
Alcools (Distillerie agricole d').....................	*Idem*.....................	3me
Aldehyde (Fabrication de l')......................	Danger d'incendie...........	1re
Alizarine artificielle (Fabrication de l') au moyen de l'anthracène..................................	Odeur et danger d'incendie..	2me
Allumettes chimiques (Dépôt d') :		
1° En quantités au-dessus de 25 mètres cubes..	Danger d'incendie...........	2me
2° De 5 à 25 mètres cubes....................	*Idem*.....................	3me
Allumettes chimiques (Fabrication des)............	Danger d'explosion ou d'incendie.............. ...	1re
Alun. (Voir *Sulfate de fer, d'alumine, etc.*)		
Amidon grillé (Fabrication de l').....................	Odeur............	3me
Amidonneries :		
1° Par fermentation..........................	Odeur, émanations nuisibles et altération des eaux.....	1re
2° Par séparation du gluten et sans fermentation.	Altération des eaux.........	2me
Ammoniaque (Fabrication en grand de l') par la décomposition des sels ammoniacaux..............	Odeur.....................	3me
Amorces fulminantes (Fabrication des)...........	Danger d'explosion..........	1re

DÉSIGNATION DES INDUSTRIES.	INCONVÉNIENTS.	CLASSES.
Amorces fulminantes pour pistolets d'enfants (Fabrication d')	Danger d'explosion	2me
Aniline. (Voir *Nitrobenzine.*)		
Arcansons ou résines de pins (Voir *Résines, etc.*)		
Argenture des glaces avec application de vernis aux hydrocarbures	Odeur et danger d'incendie	2me
Argenture sur métaux. (Voif *Dorure et argenture.*)		
Arséniate de potasse (Fabrieation de l') au moyen du salpêtre :		
1° Quand les vapeurs ne sont pas absorbées	Émanations nuisibles	1re
2° Quand les vapeurs sont absorbées	Émanations accidentelles	2me
Artifices (Fabrication des pièces d')	Danger d'incendie et d'explosⁿ.	1re
Asphaltes, bitumes, brais et matières bitumineuses solides (Dépôts d')	Odeur, danger d'incendie	3me
Asphaltes et bitumes (Travail des) à feu nu	*Idem*	2me
Ateliers de construction de machines et wagons. (Voir *Machines et wagons.*)		
Bâches imperméables (Fabrication des) :		
1° Avec cuisson des huiles	Danger d'incendie	1re
2° Sans cuisson des huiles	*Idem*	2me
Bains et boues provenant du dérochage des métaux (Traitement des) :		
1° Si les vapeurs ne sont pas condensées	Vapeurs nuisibles	1re
2° Si les vapeurs sont condensées	Vapeurs accidentelles	2me
Baleine (Trav. des fanons de). (Vr *Fanons de baleine*).		
Baryte caustique par décomposition du nitrate (Fabrication de la) :		
1° Si les vapeurs ne sont ni condensées ni détruites.	Vapeurs nuisibles	1re
2° Si les vapeurs sont condensées ou détruites	Vapeurs accidentelles	2me
Baryte (Décoloration du sulfate de) au moyen de l'acide chlorhydrique à vases ouverts	Émanations nuisibles	2me
Battage, cardage et épuration des laines, crins et plumes de literie	Odeur et poussière	3me
Battage des cuirs à l'aide de marteaux,	Bruit et ébranlement	3me
Battage des tapis en grand	Bruit et poussière	2me
Battage et lavage (Ateliers spéciaux pour le) des fils de laine, bourres et déchets de filature de laine et de soie dans les villes	*Idem*	3me
Batteurs d'or et d'argent	Bruit	3me
Battoir à écorces dans les villes	Bruit et poussière	3me
Benzine (Fabrication et dépôts de). (Voir *Huiles de pétrole, de schiste, etc.*)		

DÉSIGNATION DES INDUSTRIES.	INCONVÉNIENTS.	CLASSES.
Benzine (Dérivés de la). (Voir *Nitrobenzine.*)		
Betteraves (Dépôts de pulpes de) humides destinées à la vente.	Odeur, émanations.	3me
Bitumes (Fabrication et dépôts de). (Voir *Asphaltes.*)		
Blanc de plomb. (Voir *Céruse.*)		
Blanc de zinc (Fabrication de) par la combustion du métal	Fumées métalliques.	3me
Blanchiment :		
1° Des fils, des toiles et de la pâte à papier par le chlore.	Odeur, émanations nuisibles.	2me
2° Des fils et tissus de lin, de chanvre et de coton par les chlorures (hypochlorites) alcalins.	Odeur, altération des eaux..	3me
3° Des fils et tissus de laine et de soie par l'acide sulfureux.	Émanations nuisibles.	2me
Blanchiment des fils et tissus de laine et de soie par l'acide sulfureux en dissolution dans l'eau.	Émanations accidentelles...	3me
Bleu de Prusse (Fabrication du). (Voir *Cyanure de potassium.*)		
Bleu d'outremer (Fabrication du) :		
1° Lorsque les gaz ne sont pas condensés.	Émanations nuisibles.	1re
2° Lorsque les gaz sont condensés.	Émanations accidentelles.	2me
Bocards à minerais ou à crasses.	Bruit.	3me
Boues et immondices (Dépôts de) et voiries.	Odeur.	1re
Bougies de paraffine et autres d'origine minérale (Moulage des).	Odeur, danger d'incendie...	3me
Bougies et autres objets en cire et en acide stéarique.	Danger d'incendie.	3me
Bouillon de bière (Distillation de). (Voir *Distilleries.*)		
Boules au glucose caramélisé pour usage culinaire (Fabrication des).	Odeur.	3me
Bourres. (Voir *Battage et lavage des fils de laine, bourres, etc.*)		
Boutonniers et autres emboutisseurs de métaux par moyens mécaniques.	Bruit.	3me
Boyauderies (Travail des boyaux frais pour tous usages)	Odeur, émanations nuisibles.	1re
Boyaux et pieds d'animaux abattus (Dépôts de). (Voir *Chairs, débris, etc.*)		
Boyaux salés destinés au commerce de la charcuterie (Dépôts de).	Odeur.	2me
Brasseries.	*Idem.*	3me
Briqueteries avec fours non fumivores.	Fumée.	3me
Briqueteries flamandes	*Idem.*	2me
Briquettes ou agglomérés de houille. (Vr *Agglomérés.*)		

DÉSIGNATION DES INDUSTRIES.	INCONVÉNIENTS.	CLASSES.
Brûlure des galons et tissus d'or ou d'argent. (Voir *Galons.*)		
Buanderies	Altération des eaux	3me
Café (Torréfaction en grand du)	Odeur et fumée	3me
Caillettes et caillons pour la confection des fromages. (Voir *Chairs, débris, etc.)*		
Cailloux (Four pour la calcination des)	Fumée	3me
Calorigène (Dépôts de) et mélanges de ce genre	Danger d'incendie	2me
Carbonisation des matières animales en général	Odeur	1re
Carbonisation du bois :		
1° A l'air libre dans des établissements permanents et autre part qu'en forêt	Odeur et fumée	2me
2° En vases clos — Avec dégagement dans l'air des produits gazeux de la distillatien	*Idem*	2me
2° En vases clos — Avec combustion des produits gazeux de la distillation	*Idem*	3me
Caoutchouc (Application des enduits du)	Danger d'incendie	2me
Caoutchouc (Travail du) avec emploi d'huiles essentielles ou de sulfure de carbone	Odeur, danger d'incendie	2me
Cardage des laines, etc. (Voir *Battage.)*		
Cartonniers	Odeur	3me
Celluloïd et produits nitrés analogues, bruts ou travaillés. (Dépôts et magasins de vente en gros de)	Danger d'incendie	3me
Celluloïd et produits nitrés analogues. (Ateliers de façonnage de)	Danger d'incendie	2me
Celluloïd et produits nitrés analogues. (Fabrication de)	Vapeurs nuisibles, danger d'incendie	1re
Cendres d'orfèvre (Traitement des) par le plomb	Fumées métalliques	3me
Cendres gravelées :		
1° Avec dégagement de la fumée au dehors	Fumée et odeur	1re
2° Avec combustion ou condensation des fumées	*Idem*	2me
Céruse ou blanc de plomb (Fabrication de la)	Émanations nuisibles	3me
Chairs, débris et issues (Dépôts de) provenant de l'abattage des animaux	Odeur	1re
Chamoiseries	*Idem*	2me
Chandelles (Fabrication des)	Odeur, danger d'incendie	3me
Chantiers de bois à brûler dans les villes	Émanations nuisibles, danger d'incendie	3me
Chanvre (Teillage et rouissage du) en grand. (Voir *Teillage* ou *Rouissage.)*		
Chanvre imperméable. (Voir *Feutre goudronné.)*		
Chapeaux de feutre (Fabrication de)	Odeur et poussière	3me

DÉSIGNATION DES INDUSTRIES.	INCONVÉNIENTS.	CLASSES.
Chapeaux de soie ou autres préparés au moyen d'un vernis (Fabrication de)........................	Danger d'incendie...	2me
Charbon animal (Fabrication ou revivification du). (Voir *Carbonisation des matières animales.)*		
Charbon de bois dans les villes (Dépôts ou magasins de).	*Idem*	3me
Charbons agglomérés. (Voir *Agglomérés.)*		
Charbons de terre. (Voir *Houille et Coke.)*		
Chaudronnerie et serrurerie (Atelier de) employant des marteaux à la main, dans les villes et centres de population de 2,000 âmes et au-dessus :		
1° Ayant de 4 à 10 étaux ou enclumes ou de 8 à 20 ouvriers..................................	Bruit......................	3me
2° Ayant plus de 10 étaux ou enclumes ou plus de 20 ouvriers..................................	*Idem*..........	2me
Chaudronneries (Voir *Forges et Chaudronneries.)*		
Chaux (Four à) :		
1° Permanents.......................... . .	Fumée, poussière........ .	2me
2° Ne travaillant pas plus d'un mois par an....	*Idem*.	3me
Chicorée (Torréfaction en grand de la)............	Odeur et fumée..	3me
Chiens (Infirmerie de)...........................	Odeur et bruit....	1re
Chiffons (Dépôts de)............................	Odeur.	3me
Chiffons (Traitement des) par la vapeur de l'acide chlorhydrique :		
1° Quand l'acide n'est pas condensé..........	Émanations nuisibles........	1re
2° Quand l'acide est condensé......	Émanations accidentelles ...	3me
Chlore (Fabrication du)..........................	Odeur............	2me
Chlorure de chaux (Fabrication du) :		
1° En grand....................	*Idem*...............	2me
2° Dans les ateliers fabricant au plus 300 kilogrammes par jour..............................	*Idem*.............	3me
Chlorures alcalins, eau de Javelle (Fabrication des).	Odeur.....	2me
Chlorures de soufre (Fabrication des).............	Vapeurs nuisibles...........	1re
Choucroûte (Ateliers de fabrication de la)..........	Odeur..........	3me
Chromate de potasse (Fabrication du)..............	*Idem*.	3me
Chrysalides (Ateliers pour l'extraction des parties soyeuses des).................	*Idem*.	1re
Ciment (Fours à) :		
1° Permanents.............................	Fumée, poussière..........	2me
2° Ne travaillant pas plus d'un mois par an.....	*Idem*......	3me
Cire à cacheter (Fabrication de la)................	Danger d'incendie.........	3me
Cochenille ammoniacale (Fabrication de la)........	Odeur......................	3me

DÉSIGNATION DES INDUSTRIES.	INCONVÉNIENTS.	CLASSES.
Cocons :		
1° Traitement des frisons de cocons...........	Altération des eaux.........	2me
2° Filature de cocons (Voir *Filature.)*		
Coke (Fabrication du) :		
1° En plein air ou en fours non fumivores......	Fumée et poussière.........	1re
2° En fours fumivores.........................	Poussière..................	2me
Colle forte (Fabrication de la)..................	Odeur, altération des eaux..	1re
Collodion (Fabrication du)......................	Danger d'explosⁿ ou d'incendie	1re
Combustion des plantes marines dans les établissements permanents............................	Odeur et fumée.............	1re
Construction (Ateliers de). (Voir *Machines et wagons.)*		
Cordes à instruments en boyaux (Fabrication de). (Voir *Boyauderies.)*		
Cornes et sabots (Aplatissement des) :		
1° Avec macération............................	Odeur et altération des eaux.	2me
2° Sans macération............................	Odeur......................	3me
Corroieries.....................................	*Idem*......................	2me
Coton et coton gras (Blanchisserie des déchets de) .	Altération des eaux.........	3me
Crayons de graphite pour éclairage électrique (Fabrication des)...............................	Bruit et fumée.............	2me
Cretons (Fabrication de).........................	Odeur et danger d'incendie..	1re
Crins (Teinture des). (Voir *Teintureries.)*		
Crins et soies de porc. (Voir *Soies de porc.)*		
Cristaux (Fabrication de). (Voir *Verreries, etc.)*		
Cuirs (Battage des). (Voir *Battage.)*		
Cuirs vernis (Fabrication de).....................	Odeur et danger d'incendie..	1re
Cuirs verts et peaux fraîches (Dépôts de)..........	Odeur......................	2me
Cuivre (Dérochage du) par les acides..............	Odeur, émanations nuisibles.	3me
Cuivre (Fonte du). (Voir *Fonderie de cuivre, etc.)*		
Cyanure de potassium et bleu de Prusse (Fabrⁿᵒⁿ de) :		
1° Par la calcination directe des matières animales avec la potasse........................	Odeur......................	1re
2° Par l'emploi de matières préalablement carbonisées en vases clos........................	*Idem*......................	2me
Cyanure rouge de potassium ou prussiate rouge de potasse	Émanations nuisibles........	3me
Débris d'animaux (Dépôts de). (Voir *Chairs, etc.)*		
Déchets de laine (Dégraissage des). (Vʳ *Peaux, étoffes, etc.)*		
Déchets de matières filamenteuses (Dépôts de) en grand dans les villes........................	Danger d'incendie..........	3me
Déchets des filatures de lin, de chanvre et de jute (Lavage et séchage en grand des)................	Odeur, altération des eaux..	2me

DÉSIGNATION DES INDUSTRIES.	INCONVÉNIENTS.	CLASSES.
Degras ou huile épaisse à l'usage des chamoiseurs et corroyeurs (Fabrication de)......................	Odeur, danger d'incendie....	1re
Dérochage du cuivre. (Voir *Cuivre.*)		
Distilleries en général, eau-de-vie, genièvre, kirsch, absinthe et autres liqueurs alcooliques............	Danger d'incendie..........	3me
Dorure et argenture sur métaux....................	Émanations nuisibles........	3me
Dynamite (Fabriques et dépôts). (Régime spécial. Loi du 8 Mars 1875 et Décrets des 24 Août 1875 et 28 Octobre 1882)		
Eau de Javelle (Fabrication d'). (Voir *Chlorures alcalins.*)		
Eau-de-vie.) (Voir *Distilleries.*)		
Eau-forte. (Voir *Acide nitrique*)		
Eaux grasses (Extraction, pour la fabrication du savon et autres usages, des huiles contenues dans les) :		
1° En vases ouverts........................	Odeur, danger d'incendie....	1re
2° En vases clos..........................	*Idem*.....................	2me
Eau oxygénée (Fabrique d'). (Voir *Baryte caustique.*)		
Eaux savonneuses des fabriques. (Voir *Huiles extraites des débris d'animaux.*)		
Échaudoirs :		
1° Pour la préparation industrielle des débris d'animaux..................................	Odeur.....................	1re
2° Pour la préparation des parties d'animaux propres à l'alimentation......................	*Idem*.....................	3me
Écorces (Battoir à). (Voir *Battoir.*)		
Émail (Application de l') sur métaux.............	Fumée.....................	3me
Émaux (Fabrication d') avec fours non fumivores..	*Idem*.....................	3me
Encres d'imprimerie (Fabrication des) :		
1° Avec cuisson d'huile à feu nu.............	Odeur et danger d'incendie.	1re
2° Sans cuisson d'huile à feu nu.............	*Idem*.....................	2me
Engrais (Dépôts d') au moyen des matières provenant de vidanges ou de débris d'animsux :		
1° Non préparés ou en magasin non couvert....	Odeur.....................	1re
2° Desséchés ou désinfectés et en magasin couvert, quand la quantité excède 25,000 kilogrammes.....	*Idem*.....................	2me
3° Les mêmes, quand la quantité est inférieure à 25,000 kilogrammes.........................	*Idem*.....................	3me
Engrais (Fabrication des) au moyen des matières animales....................................	*Idem*.....................	1re
Engraissement des volailles dans les villes (Établissement pour l')............................	*Idem*.....................	3me

DÉSIGNATION DES INDUSTRIES.	INCONVÉNIENTS.	CLASSES.
Épaillage des laines et draps (par la voie humide). .	Danger d'incendie..........	3me
Éponges (Lavage et séchage des).....................	Odeur et altération des eaux.	3me
Épuration des laines, etc. (Voir *Battage.*)		
Équarrissage des animaux (Ateliers d')	Odeur, émanations nuisibles.	1re
Étamage des glaces (Ateliers d')..................	Émanations nuisibles.........	3me
Éther (Dépôts d') :		
1° Si la quantité emmagasinée est, même temporairement, de 1,000 litres ou plus...............	Danger d'incendie et d'explosion..................	1re
2° Si la quantité, supérieure à 100 litres, n'atteint pas 1,000 litres..........................	*Idem*.....................	2me
Éther (Fabrication de l').........................	*Idem*.....................	1re
Étoffes (Dégraissage des). (Voir *Peaux, étoffes, etc.*)		
Étoupes (Transformation en) des cordages hors de service, goudronnés ou non.....................	Danger d'incendie	3me
Étoupilles (Fabrication d') avec matières explosives.	Danger d'explosion et d'incendie..................	1re
Faïence (Fabrique de) :		
1° Avec fours non fumivores	Fumée	2me
2° Avec fours fumivores.....................	Fumée accidentelle.........	3me
Fanons de baleine (Travail des).................	Émanations incommodes....	3me
Féculeries......................................	Odeur, altération des eaux..	3me
Fer (Dérochage du).............................	Vapeurs nuisibles..........	3me
Fer (Galvanisation du)..........................	*Idem*.....................	3me
Fer-blanc (Fabrication du)......................	Fumée	3me
Feutre goudronné (Fabrication du)	Odeur, danger d'incendie...	2me
Feutres et visières vernis (Fabrication de)..........	*Idem*.....................	1re
Filature des cocons (Ateliers dans lesquels la) s'opère en grand, c'est-à-dire employant au moins six tours.	Odeur, altération des eaux..	3me
Fonderie de cuivre, laiton et bronze................	Fumées métalliques.........	3me
Fonderies en deuxième fusion....................	Fumée.....................	3me
Fonte et laminage du plomb, du zinc et du cuivre...	Bruit, fumée...............	3me
Forges et chaudronneries de grosses œuvres employant des marteaux mécaniques..............	Fumée, bruit...............	2me
Formes en tôle pour raffinerie. (Voir *Tôles vernies.*)		
Fourneaux (Hauts)..............................	Fumée et poussière.........	2me
Fours à plâtre et fours à chaux. (Voir *Plâtre, Chaux.*)		
Fromage (Dépôts de) dans les villes..............	Odeur.....................	3me
Fulminate de mercure (Fabrication du). (Régime spécial. Ordonnance du 30 Octobre 1836)...........	Danger d'explosion et d'incendie..................	1re
Galipots ou résines de pin. (Voir *Résines.*)		

DÉSIGNATION DES INDUSTRIES.	INCONVÉNIENTS.	CLASSES.
Galons et tissus d'or et d'argent (Brûlerie en grand des) dans les villes	Odeur	2me
Gaz (Goudrons des usines à). (Voir *Goudrons.)*		
Gaz d'éclairage et de chauffage (Fabrication du) :		
1° Pour l'usage public. (Régime spécial. Décret du 9 Février 1867.)	Odeur, danger d'incendie	2me
2° Pour l'usage particulier	*Idem*	3me
Gazomètres pour l'usage particulier, non attenant aux usines de fabrication	*Idem*	3me
Gélatine alimentaire et gélatines provenant de peaux blanches et de peaux fraîches non tannées (Fabrication de)	Odeur	3me
Générateurs à vapeur. (Régime spécial. Décret du 30 Avril 1880.)		
Genièvre. (Voir *Distilleries.)*		
Glace. (Voir *Réfrigération.)*		
Glaces (Étamage des). (Voir *Étamage.)*		
Glycérine (Distillation de la)	*Idem*	3me
Glycérine) (Extraction de la) des eaux de savonnerie ou de stéarinerie	*Idem*	2me
Goudrons et brais végétaux d'origines diverses (Élaboration des)	Odeur, danger d'incendie	1re
Goudrons et matières bitumeuses fluides (Dépôts de).	*Idem*	2me
Goudrons (Traitement des) dans les usines à gaz où ils se produisent	*Idem*	2me
Goudrons (Usines spéciales pour l'élaboration des) d'origines diverses	*Idem*	1re
Graisses à feu nu (Fonte des)	*Idem*	1re
Graisses de cuisine (Traitement des)	Odeur	1re
Graisses et suifs (Refonte des)	*Idem*	3me
Graisses pour voitures (Fabrication des)	Odeur , danger d'incendie	1re
Gravure chimique sur verre, avec application de vernis aux hydrocarbures	*Idem*	2me
Grillage des minerais sulfureux	Fumée, émanations nuisibles.	1re
Guano (Dépôts de) :		
1° Quand l'approvisionnement excède 25,000 kilogrammes	Odeur	1re
2° Pour la vente au détail	*Idem*	3me
Harengs (Saurage des)	*Idem*	3me
Hongroieries	*Idem*	3me
Houille (Agglomérés de). Voir *Agglomérés.)*		
Huile de Bergues (Fabrique d'). (Voir *Dégras.)*		

DÉSIGNATION DES INDUSTRIES.	INCONVÉNIENTS.	CLASSES.
Huile de pieds de bœuf (Fabrication d') :		
1° Avec emploi de matières en putréfaction....	Odeur......................	1re
2° Quand les matières employées ne sont pas putréfiées.........................	*Idem*......................	2me
Huile épaisse ou dégras. (Voir *Dégras.*)		
Huileries ou moulins à huile......................	Odeur, danger d'incendie....	3me
Huiles de pétrole, de schiste et de goudron, essences et autres hydrocarbures employés pour l'éclairage, le chauffage, la fabrication des couleurs et vernis, le dégraissage des étoffes et autres usages (Fabrication, distillation, travail en grand et dépôts d'). (Régime spécial. Décrets des 19 Mai 1873, 12 Juillet 1884 et 20 Mars 1885.)		
Huiles de poisson (Fabrique d')...................	*Idem*......................	1re
Huiles de résine (Fabrication d').................	*Idem*......................	1re
Huiles de ressence (Fabrication d')...............	Odeur, altération des eaux...	2me
Huiles (Épuration des)............................	Odeur, danger d'incendie....	3me
Huiles essentielles ou essences de térébenthine, d'aspic et autres. (Voir *Huiles de petrole, de schiste, etc.*)		
Huiles et autres corps gras extraits des débris de matières animales (Extraction des)............	*Idem*......................	1re
Huiles extraites des schistes bitumeux. (Voir *Huiles de pétrole, de schiste, etc.*)		
Huiles lourd^es^ créosotées (Inject^n^ des bois à l'aide des):		
Ateliers opérant en grand et d'une manière permanente..................................	*Idem*......................	2me
Huiles (Mélange à chaud ou cuisson des) :		
1° En vases ouverts............................	*Idem*......................	1re
2° En vases clos...............................	*Idem*......................	2me
Huiles oxydées par exposition à l'air (Fabrication et emploi d') :		
1° Avec cuisson préalable......................	*Idem*......................	1re
2° Sans cuisson................................	*Idem*......................	2me
Huiles rousses (Fabrication d') par extraction des cretons et débris de graisse à haute température)..	*Idem*......................	1re
Impressions sur étoffes. (Voir *Toiles peintes.*)		
Jute (Teillage du). (Voir *Teillage.*)		
Kirsch. (Voir *Distilleries.*)		
Laine. (Voir *Battage et lavage des fils de laine, etc.*)		
Laiteries en grand dans les villes................	Odeur......................	2me
Lard (Ateliers à enfumer le)......................	Odeur et fumée.............	3me

DÉSIGNATION DES INDUSTRIES.	INCONVÉNIENTS.	CLASSES.
Lavage des cocons. (Voir *Cocons.*)		
Lavage et séchage des éponges. (Voir *Éponges.*)		
Lavoirs à houille..............................	Altération des eaux..........	3me
Lavoirs à laine..................................	*Idem*......................	3me
Lavoirs à minera[ux] en communicat[n] avec des cours d'eau	*Idem*......................	3me
Lessives alcalines des papeteries (Incinération des).	Fumée, odeur et émanations nuisibles.	2me
Lies de vin (Incinération des) :		
1° Avec dégagement de la fumée au dehors.....	Odeur......................	1re
2° Avec combustion ou condensation des fumées.	*Idem*......................	2me
Lies de vin (Séchage des)........................	*Idem*......................	2me
Lignites (Incinération des)........................	Fumée, émanations nuisibles.	1re
Lin (Rouissage du). (Voir *Rouissage.*)		
Lin (Teillage en grand du). (Voir *Teillage.*)		
Liquides pour l'éclairage (Dépôts de) au moyen de l'alcool et des huiles essentielles.................	Danger d'incendie et d'explosion....	2me
Liqueurs alcooliques. (Voir *Distilleries*)		
Litharge (Fabrique de la)..........................	Poussière nuisible...........	3me
Machines et wagons (Ateliers de construction de)...	Bruit, fumée...............	2me
Machines à vapeur. (Voir *Générateurs.*)		
Malteries..	Altération des eaux..........	3me
Marcs ou charrées de soude (Exploitation des), en vue d'en extraire le soufre, soit libre, soit combiné.....	Odeur, émanations nuisibles.	1re
Maroquineries....................................	Odeur......................	3me
Massicot (Fabrication du).........................	Émanations nuisibles,........	3me
Matières colorantes (Fabrication des) au moyen de l'aniline et de la nitrobenzine.	Odeur, émanations nuisibles.	3me
Mèches de sûreté pour mineurs (Fabrication des) :		
1° Quand la quantité manipulée ou conservée dépasse 100 kilogrammes de poudre ordinaire......	Danger d'incendie ou d'explosion...	1re
2° Quand la quantité manipulée ou conservée est inférieure à 100 kilogrammes de poudre ordinaire.	*Idem*......................	2me
Mégisseries......................................	Odeur......................	3me
Ménageries......................................	Danger des animaux........	1re
Métaux (Ateliers de) pour la construction de machines et appareils. (Voir *Machines.*)		
Minium (Fabrication du)...........................	Émanations nuisibles........	3me
Miroirs métalliques (Fabrique de) et autres ateliers employant des moutons :		
1° Où on emploie des marteaux ne pesant pas plus de 25 kilogrammes et n'ayant que 1 mètre au plus de lon ueur de chute......................	Bruit et ébranlement........	3me

DÉSIGNATION DES INDUSTRIES.	INCONVÉNIENTS.	CLASSES.
2° Où on emploie des marteaux ne pesant pas plus de 25 kilogrammes et ayant plus de 1 mètre de longueur de chute......................	Bruit et ébranlement........	2me
3° Où on emploie des marteaux d'un poids supérieur à 25 kilog^{mes}, quelle que soit la longueur de chute.	*Idem*......................	2me
Morues (Sécheries des)...........................	Odeur......................	2me
Moulins à broyer le plâtre, la chaux, les cailloux et les pouzzolanes...............................	Poussière..................	3me
Moulins à huile. (Voir *Huileries.*)		
Moutons (Ateliers employant des). (Voir *Miroirs métalliques.*)		
Murexide (Fabricat^{n} de la) en vases clos par la réaction de l'acide azotique et de l'acide urique du guano.	Émanations nuisibles........	2me
Nitrate de méthyle (Fabrique de)..................	Danger d'explosion..........	1re
Nitrates métalliques obtenus par l'action directe des acides (Fabrication des) :		
1° Si les vapeurs ne sont pas condensées.......	Vapeurs nuisibles...........	1re
2° Si les vapeurs sont condensées..............	Vapeurs accidentelles.......	2me
Nitrobenzine, aniline et matières dérivant de la benzine (Fabrication de).........................	Odeur, émanations nuisibles et danger d'incendie.......	2me
Noir de fumée (Fabrication du) par la distillation de la houille, des goudrons, bitumes, etc............	Fumée, odeur...............	2me
Noir des raffineries et des sucreries (Revivification du).	Émanations nuisibles, odeur.	2me
Noir d'ivoire et noir animal (Distillation des os ou fabrication du) :		
1° Lorsqu'on n'y brûle pas les gaz.............	Odeur......................	1re
2° Lorsque les gaz sont brûlés.................	*Idem*......................	2me
Noir minéral (Fabrication du) par le broyage des résidus de la distillation des schistes bitumineux..	Odeur et poussière..........	3me
Oignons (Dessication des) dans les villes...........	Odeur......................	2me
Olives (Confiseries des)...........................	Altération des eaux.........	3me
Olives (Tourteaux d'). (Voir *Tourteaux.*)		
Orseille (Fabrication de l') :		
1° En vases ouverts............................	Odeur......................	1re
2° A vases clos et employant de l'ammoniaque à l'exclusion de l'urine...........................	*Idem*......................	3me
Os (Torréfaction des) pour engrais :		
1° Lorsque les gaz ne sont pas brûlés.........	Odeur et danger d'incendie...	1re
2° Lorsque les gaz sont brûlés.................	*Idem*......................	2me
Os d'animaux (Calcination des). (Voir *Carbonisation des matières animales.*)		

DÉSIGNATION DES INDUSTRIES.	INCONVÉNIENTS.	CLASSES.
Os frais (Dépôts d') en grand	Odeur, émanations nuisibles.	1re
Os secs (Dépôts d') en grand	Odeur	3me
Ouates (Fabrication des)	Poussière et danger d'incendie.	3me
Papier (Fabrication du)	Danger d'incendie	3me
Parchemineries	Odeur	3me
Pâte à papier (Préparation de la) au moyen de la paille et autres matières combustibles	Altération des eaux	2me
Peaux de lièvre et de lapins. (Voir *Secrétage.*)		
Peaux de moutons (Séchage des)	Odeur	3me
Peaux, étoffes et déchets de laine (Dégraissage des) par les huiles de pétrole et autres hydrocarbures	Odeur et danger d'incendie	1re
Peaux fraîches. (Voir *Cuirs verts.*)		
Peaux (Lustrage et apprêtage des)	Odeur et poussière	3me
Peaux (Planage et séchage des)	Odeur	2me
Peaux salées non séchées (Dépôts de)	*Idem*	3me
Peaux sèches (Dépôts de), conservées à l'aide de produits odorants	*Idem*	3me
Perchlorure de fer par dissolution de peroxyde de fer (Fabrication de)	Émanations nuisibles	3me
Pétrole. (Voir *Huiles de pétrole, etc.*)		
Phosphate de chaux (Ateliers pour l'extraction et le lavage du)	Altération des eaux	3me
Phosphore (Fabrication du)	Danger d'incendie	1re
Pilerie mécanique des drogues	Bruit et poussière	3me
Pipes à fumer (Fabrication des) :		
1° Avec fours non fumivores	Fumée	2me
2° Avec fours fumivores	Fumée accidentelle	3me
Plantes marines. (Voir *Combustion des plantes marines.*)		
Platine (Fabrication du)	Émanations nuisibles	2me
Plâtre (Fours à) :		
1° Permanents	Fumée et poussière	2me
2° Ne travaillant pas plus d'un mois	*Idem*	3me
Plomb (Fonte et laminage du). (Voir *Fonte.*)		
Poêliers fournalistes, poêles et fourneaux en faïence et terre cuite. (Voir *Faïence.*)		
Poils de lièvre et de lapin. (Voir *Secrétage.*)		
Poisson salés (Dépôts de)	Odeur incommode	2me
Porcelaine (Fabrication de la) ;		
1° Avec fours non fumivores	Fumée	2me
2° Avec fours fumivores	Fumée accidentelle	3me

DÉSIGNATION DES INDUSTRIES.	INCONVÉNIENTS.	CLASSES.
Porcheries comprenant plus de six animaux adultes :		
1° Lorsqu'elles ne sont point l'accessoire d'un établissement agricole........................	Odeur, bruit..............	2me
2° Lorsque, dépendant d'un établissement agricole, elles sont situées dans des agglomérations urbaines de 5,000 âmes et au-dessus.............	*Idem*.....................	2me
Potasse (Fabr. de la) par calcinat[n] des résidu[s] de mél[asse].	Fumée et odeur............	2me
Poteries de terre (Fabr. de) avec fours non fumivores.	Fumée......................	3me
Poudres et matières fulminantes (Fabrication de). (Voir aussi *Fulminate de mercure.*)...........	Danger d'explosion et d'incendie....	1re
Poudrette (Dépôts de). (Voir *Engrais.*)		
Poudrette (Fabrication de) et autres engrais au moyen de matières animales........................	Odeur et altération des eaux.	1re
Pouzzolane artificielle (Fours à)..................	Fumée......................	3me
Protochlorure d'étain ou sel d'étain (Fabrication du).	Émanations nuisibles........	2me
Prussiate de potasse. (Voir *Cyanure de potassium.*)		
Pulpes de betteraves. (Voir *Betteraves.*)		
Pulpes de pommes de terre (Voir *Féculeries.*)		
Raffineries et fabriques de sucre..................	Fumée, odeur.............	2me
Réfrigération (Appareils de) ;		
1° Par l'acide sulfureux......................	Émanations nuisibles........	2me
2° Par l'ammoniaque..........................	Odeur......................	3me
3° Par l'éther ou autres liquides volatils et combustibles....................................	Danger d'explosion et d'incendie....	3me
Résines, galipots et arcansons (Travail en grand pour la fonte et l'épuration des)....................	Odeur, danger d'incendie....	1re
Rogues (Dépôts de salaisons liquides connues sons le nom de)....	Odeur......................	2me
Rouge de Prusse et d'Angleterre..................	Émanations nuisibles........	1re
Rouissage en grand du chanvre et du lin...........	Émanat[s] nuisibles et altérat[n] des eaux.	1re
Rouissage en grand du chanvre et du lin par l'action des acides, de l'eau chaude et de la vapeur......	*Idem*.....................	2me
Sabots (Ateliers à enfumer les) par la combustion de la corne ou autres matières animales dans les villes...	Odeur et fumée............	1re
Salaison et préparation des viandes...............	Odeur......................	3me
Salaisons (Ateliers pour les) et le saurage des poissons.	*Idem*.....................	2me
Salaisons (Dépôts de) dans les villes.............	*Idem*.....................	3me
Sang :		
1° Ateliers pour la séparation de la fibrine, de l'albumine, etc..............................	*Idem*.....................	1re
2° (Dépôts de) p[r] la fabric. du bleu de Prusse et autres industri[es]	Odeur......................	1re
3° (Fabriq. de poudr[e] de) pou[r] la clarificat[n] des vins.	*Idem*.....................	1re

DÉSIGNATION DES INDUSTRIES.	INCONVÉNIENTS.	CLASSES.
Sardines (Fabrique de conserves de) dans les villes..	Odeur......................	2me
Saucissons (Fabrication en grand de).............	*Idem*......................	2me
Saurage des harengs. (Voir *Harengs.)*		
Savonneries......................................	*Idem*......................	3me
Schistes bitumineux. (Voir *Huiles de pétrole, de schiste, etc.)*		
Scieries mécaniques et établissements où l'on travaille le bois à l'aide de machines à vapeur ou à feu....	Danger d'incendie..........	3me
Séchage des éponges. (Voir *Éponges.)*		
Sécheries des morues. (Voir *Morues.)*		
Secrétage des peaux ou poils de lièvre et de lapin..	Odeur......................	2me
Sel ammoniac et sulfate d'ammoniaque (Fabrication des) par l'emploi des matières animales :		
1° Comme établissement principal............	Odeur, émanations nuisibles.	1re
2° Comme annexe d'un dépôt d'engrais provenant de vidanges ou de débris d'animaux précédemment autorisé......................................	*Idem*......................	2me
Sel ammoniac et sulfate d'ammoniaque extraits des eaux d'épuration du gaz (Fabrique spéciale de)....	Odeur......................	2me
Sel de soude (Fabricaion du) avec le sulfate de soude..	Fumée, émanations nuisibles.	3me
Sel d'étain. (Voir *Protochlorure d'étain.)*		
Serrurerie (Ateliers de). (Voir *Chaudronnerie et serrurerie.)*		
Sinapismes (Fabricatn des) à l'aide des hydrocarbures :		
1° Sans distillation..........................	Odeur......................	2me
2° Avec distillation..........................	Odeur et danger d'incendie..	1re
Sirops de fécule et glucose (Fabrication des)........	Odeur......................	3me
Soie. (Voir *Filature des cocons.)*		
Soies de porcs (Préparation des) :		
1° Par fermentation..........................	*Idem*......................	1re
2° Sans fermentation..........................	Odeur et poussière...........	3me
Soude. (Voir *Sulfate de soude.)*		
Soudes brutes (Dépôt de résidus provenant du lessivage des)......................................	Odeur, émanations nuisibles.	1re
Soudes brutes de varech (Fabrication des) dans les établissements permanents......................	Odeur et fumée............	1re
Soufre (Fusion ou distillation du)................	Émanatns nuisibles, dangers d'incendie.	2me
Soufre (Lustrage au) des imitations de chapeaux de paille.	Poussière nuisible...........	3me
Soufre (Pulvérisation et blutage du).............	Poussière, danger d'incendie.	3me
Sucre. (Voir *Raffineries et fabriques de sucre.)*		
Suif brun (Fabrication du)......................	Odeur, danger d'incendie....	1re

DÉSIGNATION DES INDUSTRIES.	INCONVÉNIENTS.	CLASSES.
Suif en branches (Fonderie de) :		
1° A feu nu	Odeur, danger d'incendie	1re
2° Au bain-marie ou à la vapeur	Odeur	2me
Suif d'os (Fabrication du)	Odeur, altératn des eaux, dangr d'incdie	1re
Sulfate de baryte (Décoloration du). (Voir *Baryte.*)		
Sulfate de cuivre (Fabrication du) au moyen du grillage des pyrites	Émanations nuisibles et fumée.	1re
Sulfate de fer, d'alumine et alun (Fabrication du) par le lavage des terres pyriteuses et alumineuses grillées.	Fumée et altération des eaux.	3me
Sulfate de mercure (Fabrication du) :		
1° Quand les vapeurs ne sont pas absorbées	Émanations nuisibles	1re
2° Quand les vapeurs sont absorbées	Émanations moindres	2me
Sulfate de peroxyde de fer (Fabrication du) par le sulfate de protoxyde de fer et l'acide nitrique (nitro-sulfate de fer)	Émanations nuisibles	2me
Sulfate de protoxyde de fer ou couperose verte par l'action de l'acide sulfurique sur la ferraille (Fabrication en grand du)	Fumée, émanations nuisibles.	3me
Sulfate de soude (Fabrication du) par la décomposition du sel marin par l'acide sulfurique :		
1° Sans condensation de l'acide chlorhydrique	Émanations nuisibles	1re
2° Avec condensation complète de l'acide chlorhydrique	*Idem*	2me
Sulfure d'arsenic (Fabrication du) à la condition que les vapeurs seront condensées	Odeur, émanations nuisibles.	2me
Sulfure de carbonne (Dépôts de). (Suivant le régime des huiles de pétrole.)		
Sulfure de carbone (Fabrication du)	Odeur, danger d'incendie	1re
Sulfure de carbone (Manufactures dans lesquelles on emploie en grand le)	Danger d'incendie	1re
Sulfure de sodium (Fabrication du)	Odeur	2me
Sulfures métalliques. (Voir *Grillage des minerais sulfureux.*)		
Superphosphate de chaux et de potasse (Fabrication du)	Émanations nuisibles	2me
Tabac (Incinération des côtes de)	Odeur et fumée	1re
Tabacs (Manufactures de)	Odeur et poussière	2me
Tabatières en carton (Fabrication des)	Odeur et danger d'incendie	3me
Taffetas et toiles vernis ou cirés (Fabrication de)	*Idem*	1re
Tan (Moulins à)	Bruit et poussière	3me
Tannée humide (Incinération de la)	Fumée, odeur	2me
Tanneries	Odeur	2me
Tapis (Battage en grand des). (Voir *Battage.*)		

DÉSIGNATION DES INDUSTRIES.	INCONVÉNIENTS.	CLASSES.
Teillage du lin, du chanvre et du jute en grand.....	Poussière et bruit...........	2me
Teintureries..	Odeur et altération des eaux.	3me
Teintureries de peaux...........................	Odeur......................	3me
Térébenthine (Distillation et travail en grand de la). (Voir *Huiles de pétrole, de schiste, etc.)*		
Terres émaillées (Fabrication de) :		
1° Avec fours non fumivores.................	Fumée......................	2me
2° Avec fours fumivores.....................	Fumée accidentelle..........	3me
Terres pyriteuses et alumineuses (Grillage des).....	Fumée, émanations nuisibles.	1re
Tissus d'or et d'argent (Brûlerie en grand des). (Voir *Galons.)*		
Toiles (Blanchiment des). (Voir *Blanchiment.)*		
Toiles cirées. (Voir *Taffetas et toiles vernis.)*		
Toiles grasses pour emballage, tissus, cordes goudronnées, papiers goudronnés, cartons et tuyaux bitumés (Fabrique de) :		
1° Travail à chaud...........................	Odeur, danger d'incendie....	2me
2° Travail à froid............................	*Idem*......................	3me
Toiles peintes (Fabrique de).....................	Odeur......................	3me
Toiles vernies (Fabrique de). (Voir *Taffetas et toiles vernis.)*		
Tôles et métaux vernis...........................	Odeur, danger d'incendie....	3me
Tonnelleries en grand opérant sur des fûts imprégnés de matières grasses et putrescibles...............	Bruit, odeur et fumée.......	2me
Torches résineuses (Fabrication de)...............	Odeur et danger du feu.....	2me
Tourbe (Carbonisation de la) :		
1° A vases ouverts..............................	Odeur et fumée.............	1re
2° A vases clos.................................	Odeur......................	2me
Tourteaux d'olives (Traitement des) par le sulfure de carbone..	Danger d'incendie...........	1re
Tréfileries..	Bruit et fumée.............	3me
Triperies annexes des abattoirs..................	Odeur et altération des eaux.	1re
Tueries d'animaux. (Voir aussi *Abattoirs publics.)*..	Danger des animaux et odeur.	2me
Tuileries avec fours non fumivores...............	Fumée......................	3me
Tuiles métalliques (Trempage au goudron des)......	Émanations nuisibles, dang^r d'inc^die.	2me
Tuyaux de drainage (Fabrique de)................	Fumée......................	3me
Urate (Fabrique d'). (Voir *Engrais [Fabrication des].)*		
Vacheries dans les villes de plus de 5,000 habitants.	Odeur et écoulem^t des urines.	3me
Varech. (Voir *Soudes de varech.)*		
Verdet ou vert-de-gris (Fabrication du) au moyen de l'acide pyroligneux..................................	Odeur......................	3me

DÉSIGNATION DES INDUSTRIES.	INCONVÉNIENTS.	CLASSES.
Vernis à l'esprit de vin (Fabrique de)...............	Odeur et danger d'ncendie...	2me
Vernis (Ateliers où on applique le) sur les cuirs, feutres, taffetas, toiles, chapeaux. (Voir ces mots)		
Vernis gras (Fabrique de)........................	*Idem*......................	1re
Vernis. (Voir *Argenture des glaces.*)		
Verreries, cristalleries et manufactures de glaces :		
1° Avec fours non fumivores..................	Fumée et danger d'incendie.	2me
2° Avec fours fumivores......................	Danger d'incendie..........	3me
Vessies nettoyées et débarrassées de toute substance membraneuse (Ateliers pour le gonflement et le séchage des)................................	Odeur......................	2me
Viandes (Salaison des). (Voir *Salaisons.)*		
Visières vernies (Fabrique de). (Voir *Feutres et Visières.)*		
Voiries. (Voir *Boues et immondices.)*		
Volailles (Engraissement des). (Voir *Engraissement.)*		
Wagons (Construction de). (Voir *Machines et Wagons.)*		

Vu pour être annexé au Décret en date du 3 Mai 1886.

Le Ministre du Commerce et de l'Industrie,

Signé : ÉDOUARD LOCKROY.

ANNEXE A LA CIRCULAIRE DU 10 MAI 1886.

TABLEAU des industries non classées par le Décret de 1866 et les décrets ultérieurs et qui sont comprises dans la nomenclature ci-dessus.

DÉSIGNATION DES INDUSTRIES.	INCONVÉNIENTS.	CLASSES.
Acide fluorhydrique (Fabrication de l')	Émanations nuisibles	2me
Alizarine artificielle (Fabrication de l') au moyen de l'anthracène	Odeur et danger d'incendie	2me
Bleu d'outremer (Fabrication du) :		
1° Lorsque les gaz ne sont pas condensés	Émanations nuisibles	1re
2° Lorsque les gaz sont condensés	Émanations accidentelles	2me
Briqueteries flamandes	Fumée	2me
Chicorée (Torréfaction en grand de la)	Odeur et fumée	3me
Crayons de graphite pour éclairage électrique (Fabrication des)	Bruit et fumée	2me
Encres d'imprimerie (Fabrication des) (1) :		
1° Avec cuisson d'huile à feu nu	Odeur et danger d'incendie	1re
2° Sans cuisson d'huile à feu nu	*Idem*	2me
Épaillage des laines et draps (par la voie humide)	Danger d'incendie	3me
Gravure chimique sur verre, avec application de vernis aux hydrocarbures	Odeur, danger d'incendie	2me
Huiles oxydées par exposition à l'air (Fabrication et emploi des) :		
1° Avec cuisson préalable	*Idem*	1re
2° Sans cuisson	*Idem*	2me
Malteries	Altération des eaux	3me
Mèches de sûreté pour mineurs (Fabrication des) :		
1° Quand la quantité manipulée ou conservée dépasse 100 kilogrammes de poudre ordinaire	Danger d'incendie ou d'explosion	1re
2° Quand la quantité manipulée ou conservée est inférieure à 100 kilogrammes de poudre ordinaire	*Idem*	2me
Peaux salées non séchées (Dépôts de)	Odeur	3me
Peaux sèches (Dépôts de) conservées à l'aide de produits odorants	*Idem*	3me
Porcheries comprenant plus de six animaux adultes (2) :		
1° Lorsqu'elles ne sont point l'accessoire d'un établissement agricole	Odeur, bruit	2me
2° Lorsque, dépendant d'un établissement agricole, elles sont situées dans des agglomérations urbaines de 5,000 âmes et au-dessus	*Idem*	2me
Verdet ou vert-de-gris (Fabrication de) au moyen de l'acide pyroligneux	*Idem*	3me

(1) Cette fabrication était rangée, par le Décret de 1866, dans la 1re classe sans distinction des procédés employés.

(2) Les porcheries étaient rangées, par le Décret de 1866, dans la 1re classe.

TABLE DES MATIÈRES.

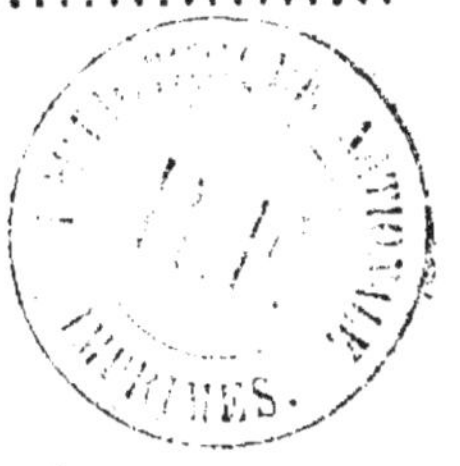

TABLE ALPHABÉTIQUE.

A

B

C

D

E

F

L

N

O

P

www.ingramcontent.com/pod-product-compliance
Lightning Source LLC
LaVergne TN
LVHW012023220826
846092LV00001B/473

9782329736464